Vanessa Aniston

Schamloses Verlangen

Frivole Geschichten

Inhalt

Ein später Abend

Es ist später Abend und ich bin noch immer im Büro draußen tobt ein Gewitter und wie es kommen muss knallte es einmal laut und die Sicherung fliegt raus...es ist sonst niemand mehr da und ich mache mich auf den Weg zu der kleinen Kammer in der äußersten Ecke des großen Büroraums...es ist hier Stockduster aber mir bleibt nichts anderes übrig.

Ich komme gerade an der Kammer an...und plötzlich bleibe ich stehen ich höre Schritte hinter mir. Drehe mich um kann aber nichts sehen ein bisschen Panik breitet sich aus ich öffne schnell die Tür um die Sicherung wieder zu aktivieren...ich schaltest sie ein und das Licht geht an hektisch drehe ich mich um aber es ist niemand zu sehen.

Langsam gehe ich durch den Raum ich bin angespannt. Es war ein anstrengender heißer Tag ich hatte mir schon extra nur ein leichtes Sommerkleid angezogen trotzdem war es so heiß gewesen das ich sogar meinen BH und String weggelassen habe was aber auch kaum geholfen hat. Ich kehre an meinen Schreibtisch zurück...und zu meinem großen Erstaunen liegt dort eine rote Rose.

Ich nehme sie in die Hand ihr Duft ist betörend und ich lächle...

schließe die Augen und genieße es den Duft tief ein zu atmen und stelle mir aber auch die Frage wer sie dort heimlich im Dunkeln hingelegt hat. Nach einigen Minuten lege ich sie beiseite und beschließt meine restliche Arbeit zu erledigen um schnell nach Hause zu fahren. Ich bin wieder vertieft in die Arbeit als ich plötzlich das Gefühl habe Atem an meinem entblößten Beinen zu spüren...ein Schauder erfasst mich. Es ist keine Angst eher ein Gefühl der Anspannung oder Erregung.

Habe ich mich getäuscht war da nichts.

Langsam rolle ich zurück ich kann aber aus dem Winkel nichts sehen so beschließe ich mich langsam um zu drehen um plötzlich aufzustehen.

Doch genau in diesem Moment wo ich hochschnellen wollte greifen Hände nach mir und halten mich fest. Ich schreie kurz auf Panik nein keine Panik Überraschung macht sich breit und Erwartung ich bin mir sicher dass es nichts Schlimmes ist. Mein Gefühl sagt es mir...aber alles ist so ungewiss...ich spüre wie meine Hände nach hinten gezogen werden. Ich spüre kaltes Metall an meinen Handgelenken...ein bekanntes Gefühl...sowie das Geräusch das ich höre...ich nehme Atem wer weist aber nicht was geschehen wird.

Plötzlich wird mir ein Tuch vor die Augen gebunden es ist schwarz und aus sehr weichen Stoff. Ein bisschen Angst bekomme ich doch wer will etwas mit mir anstellen was wird passieren. Ich versuche anhand des Geruches und der Geräusche heraus zu finden wer sich jetzt hinter mir aufgestellt hat.

Ich spüre wie sich die Person um mich herum bewegt sie betrachtet mich und ich spüre wie sie plötzlich mein Bein berührt. Wieder ist es etwas kaltes metallenes was ich kenne was sich dort um meinen Knöchel schließt.

Mein Bein wird zur Seite gezogen und am Bein des Stuhles festgemacht nach ein paar Augenblicken passiert das gleich mit dem anderen Bein und jetzt wird mir gerade schlagartig bewusst das ich ja gar keinen String trage und das mein Kleid ja jetzt praktisch nichts mehr verdeckt es ist durch das fesseln meiner Beine bis hoch zum Schoß auseinander geglitten...und dieser Gedanke macht mich sehr nervös. Was wird mit mir passieren, wer ist das der mich hier fesselt?

Plötzlich spüre ich die Hände des unbekannten auf meinen Beinen und ich weiß das es sich nur um mich dreht und um nichts anderes. Der Unbekannte hat gesehen was ich nicht mehr zu verbergen vermag. Ich spüre die warmen Hände die langsam über meine Beine streichen immer höher. Was wird passieren...Doch bevor die Hände meine Schamlippen berühren lösen sie sich von meinen Beinen ich bin irritiert und meine Angst weicht immer mehr meiner Erregung die sich natürlich auch in meinem Schoß bemerkbar macht. Ein feuchter Schimmer hat sich gebildet und ich befürchte dass der Unbekannte es merken könnte. Jetzt sind die Hände wieder da ich spüre sie an meinem Kleid wie sie nach und nach die Knöpfe öffnen immer weiter bis mein Kleid ganz geöffnet ist.. Er schlägt es seitlich auf ich erschaudere ein Unbekannter vor mir und ich bin völlig entblößt. Nichts verdeckt mehr meine Brust die Brustwarzen haben sich durch die Erregung hart aufgestellt meine Haut schimmert im Licht der Büroleuchten und ich spüre den schweren Atem des Unbekannte und ich weiß mein Anblick erregt ihn sehr. Ich höre ein Geräusch es ist ein knacken und etwas piept kurz aber ich weiß nicht was es ist. Ich denke auch nicht lange darüber nach denn einen Moment später spüre ich wie Der Unbekannte seinen Kopf zwischen meine gespreizten Beine bewegt und mit seiner Finger überraschend meine feuchten Schamlippen spreizt und sofort seine Zunge tief eintauchen lässt. Ich zucke zusammen. Meine Erregung steigt schlagartig an diese Anspannung des unbekannten macht mich noch mehr an.

Einige Minuten spüre ich wie seine Zunge immer wieder in mich eintaucht und wie seine Finger meinen Kitzler massieren bis sie dann im Wechsel mit der Zunge in mich tief eintauchen.

Ich spüre erst einen dann einen weiteren und dann wie drei Finger in mich eintauchen und wie die Zunge meinen Kitzler umspielen. Ich werde immer erregter und mein Atem geht tief und schwer ich stehe kurz vor dem ersten Höhepunkt aber genau in diesem Moment lässt der Unbekannte von mir ab. Ich spüre wie er aufsteht.

Er bewegt sich um mich herum ich spüre den Windhauch seiner Bewegung.

Er kommt hinter mir zum Stehen und greift mir fest in die Haare und zieht meinen Kopf ganz in den Nacken. Ich spüre seine Lippen an meinem Hals wie sie hoch zu meinem Mund wandern und die Zunge tief in meinen Mund gleitet und mich intensiv und leidenschaftlich küsst, dann wieder hinunter zu meinen Brüsten ich spüre seine Hände auf meiner Brust wie sie beginnen mich kräftig zu massieren. Er reibt meine Brustwarzen zwischen seinen Fingerspitzen erst unter leichten Druck der immer stärker wird. Seine Lippen sind auch auf meiner Brust angekommen und ich spüre den Wechsel zwischen den Druck seiner Fingerspitzen und dem lecken seiner Zunge.

Plötzlich hört er auf ich höre ein Geräusch kann es aber nicht einordnen. Ich spüre Druck auf meinen Lippen und ich weiß jetzt was es ist, er hat seinen harten Schwanz heraus geholt und presst ihn gegen meine Lippen.

Ich öffne den Mund und er stößt ihn tief hinein...er umfasst meinen Kopf und stößt immer wieder zu und immer tiefer ich spüre das pochen seines Stabes in meinem Mund und erwarte jeden Moment das er sich in ihm ergießt...aber das passiert nicht vorher zieht er ihn zurück. Ich spüre wie er sich um mich herum bewegt er löst meine Fußfesseln und zieht mich an den Handfesseln auf die Beine und zerrt mich hinter ihm her quer durch den Raum ich weiß das dort keine Möbel stehen nur ein hohes Metallregal für Büromaterial.

Meine Hände zieht er hoch so dass ich gerade eben noch auf dem Boden stehen kann und bindet mich fest.

Meine Beine werden von ihm gespreizt und mit dem Pfosten des Regals verbunden, so das ich mit ausgestreckten Armen und weit gespreizten Beinen am Regal hängst ein leichter Schmerz in den Gelenken macht sich breit aber die Erregung auf da kommende überwältigt mich. Ein Ruck und der Unbekannte reißt das offen hängende Kleid von mir, so dass ich jetzt Splitternackt bin. Ich spüre seinen Atem auf der Haut meiner Schulter er steht dicht hinter mir und ich spüre seinen erregten Schwanz wie er gegen meinen Rücken drückt.

Der Druck geht kurz weg aus meinem Rücken und plötzlich ist er wieder da aber nicht wie ich erwartete ganz kurz nur taucht er ein kleines Stück zwischen meine Schamlippen ich stöhne auf...sie sind nass vor Lust.

Ich erwarte das er in mich eindringt das tut er aber nicht ich spüre plötzlich den Druck auf meinem Hintern und er presst ihn hinein.

Er gleitet tief hinein und immer tiefer ich winde mich eine Mischung aus schmerz und Lust breitet sich aus ich spüre wie er tief in mir steckt und kurz inne hält...ich spüre wie seine Hände meine Brüste in die Hände nimmt und sie beginnt kräftig zu kneten und die Brustwarzen mit den Fingern wieder zu drücken.

Sein Schwanz führt währenddessen kleine kreisende Bewegungen in meinem Po aus. Meine Lust ist nicht mehr zu halten ich stöhne laut auf und zitternd komme ich.

Mein Körper bebt. Jetzt erst stößt er fest zu er umfasst mein Becken und lässt seinen Schwanz immer wieder unter harten Stößen in mich eintauchen.

Plötzlich zieht er ihn zurück und rammt ihn fest zwischen meine Schamlippen. Sie sind durch meinen Höhepunkt so nass geworden das die Nässe gegen die Innenseiten meiner Oberschenkel spritzt. Er stößt heftig zu ein klatschendes Geräusch entsteht und dieses erfüllende Gefühl des tief und hart eindringenden Schwanzes in meine Lusthöhle bringt mich schon wieder an den nächsten Höhepunkt.

Er umklammert mit der einen Hand mein Becken um die Stöße noch härter werden zu lassen mit der anderen knetet er meine Brust.

Nach einigen noch stärker werdenden Stößen komme ich unter lautem stöhnen und spüre das auch er kurz davor ist aber nicht wie erwartet. Wieder zieht er seinen Schwanz zurück und rammt in wieder in meinen noch gedehnten Hintern und nach einigen kurzen und harten Stößen spritzt er mich voll. Ich spüre wie sich sein heißer Samen in entlädt und unter tiefem Stöhnen seine Bewegungen nach lassen.

Er zieht ihn aus mir zurück ich spüre seine Lippen auf meiner Schulter er küsst mich zart während er meine Fesseln löst...ich sacke zusammen. Er hebt mich hoch und legt mich auf einen Schreibtisch und deckt mich mit meinem Kleid zu.

Er küsst mich noch einmal sehr intensiv und bevor ich richtig zu mir komme entfernen sich seine Schritte.

Ich löse die Augenbinde und blinzle ins Licht als sich meine Augen wieder an die Helligkeit gewöhnt haben schaue ich auf die Augenbinde das einzige was von ihm geblieben ist. Dort steht:

...ich liebe Dich mein Schatz bis gleich...

Das Zimmermädchen

Nun, es war nicht die beste Möglichkeit den Sommer zu verbringen, aber zumindest hatte ich nach den nächsten 2 Monaten einen kleinen Batzen Geld in der Tasche, mit dem ich mir endlich die neue Kamera kaufen konnte. Ich hatte vor 3 Wochen die Zeitung durchgeblättert auf der Suche nach einem Job während der Semesterferien.

Ich war für so vieles offen und die eine Anzeige, in einem 5Sterne Hotel sich als Zimmermädchen zu verdingen, das war eigentlich genau das, was ich suchte. Als Barkeeper und Kellnerin hatte ich schon Erfahrung und einen Gast wie einen König zu bedienen, das war eh mein Fall.

Beim Bewerbungsgespräch stellte ich mich als aufmerksame, sehr höfliche, Freude ausstrahlende und zu verlässige Person dar. Und ich selber wusste noch aus der Bar, wenn man keine Probleme hat, auch mal ein wenig zu flirten, dann läuft eh alles.

Der Hoteldirektor fixierte mich die ganze Zeit und als er mich mit Handschlag willkommen hieß, flüsterte er mir zu...

Deine Worte und Handlungen in Gottes Ohr. Was er damit meinte, wusste ich nicht, aber schon bald merkte ich, dass mein Einsatzbereich fast ausschließlich in der Etage war, wo die wirklich "sehr wichtigen" Gäste einquartiert waren.

Ich machte meine Sache gut, die Kollegen waren nett, der Tag flog nur so vorbei und schon war ein Monat rum.

Auch dieser eine Tag fing harmlos an. Am Vormittag richtete ich 3 Zimmer her, die am Nachmittag bezogen werden sollten. Jetzt nach der Mittagspause waren noch mal 4 Zimmer dran, allerdings waren diese bewohnt, da musste man vorsichtig sein, zum Beispiel mit den Sachen, die der Gast herumliegen hatte. Die ersten zwei waren geschafft, als ich am dritten ankam. Ein Blick zum Türgriff, nichts, kein Schild. Ich klopfte, nichts, `noch mal`? nein es schien keiner da zu sein.

Vorsichtig öffnete ich die Tür, horchte, nein auch keiner im Bad. Na dann ging's los. Wagen rein, Tür zu und erst mal umschauen. Ein wenig in Zeitdruck war ich heute, den der Hoteldirektor, Herr Forster, gab mir die persönliche Order, mich heute zusätzlich um das Messinggeländer an den Galerien zu kümmern, sie müssten unbedingt gründlich poliert werden.

Glücklich war ich darüber nicht gerade, aber was sollte es. Ich schaute mich erst mal um, irgendetwas war komisch, noch mal rief ich "Hallo?", nichts. Zuerst fing ich ein wenig Ordnung zu machen.

Das Zimmer war in 2 Teile aufgeteilt, unten der Wohnbereich, oben, nach 4 Stufen auf der Galerie das Bett und von da aus ging es zum Bad. Schon ein paar Mal war ich hier drin und wie immer fing ich an zu träumen, selbst mal hier übernachten zu dürfen. Nur dafür müsste ich höchstwahrscheinlich noch 10 weitere Jahre hier arbeiten. Stopp mit den Tagträumen, erst mal die Sachen zusammenlegen, die der Gast hier mehr als reichlich verstreut hatte. Bei der Unterhose musste ich schmunzeln, weiß, Feinripp, enganliegend, was wohl der Herr da drin verstaut?

Ein Geräusch ließ mich hochschrecken, kam jemand rein, war jemand doch noch im Bad? Nö, alles ruhig, muss wohl auf dem Flur gewesen sein.

Als alles soweit aufgeräumt war blieben nur noch das Bett und das blöde Polieren übrig. Ich liebte es, das Bett bei offenem Fenster aufzuschütteln und frische Luft quasi einzubetten. Da störte der Geruch des

Poliermittels und somit nahm ich den zuerst Lappen und die Paste, kniete mich auf den Boden vor das Geländer, die Tür im Blick und fing an.

War es in meinen Gedanken oder real, aber immer wenn ich den Stab mit einer Abwärtsbewegung bearbeitete, vernahm ich ein leichtes Stöhnen - kaum hörbar. Doch nichts bewegte sich. Ich fuhr fort und da war es wieder, ein deutliches Stöhnen und nun zusätzlich auch rascheln. Ich sprang auf, wobei die blöde Arbeitskleidung, genauer gesagt der Rock, der eh schon zu kurz war für meinen Geschmack hoch rutschte.

Erschrocken fuhr ich herum. Meine Augen tasteten den Raum ab, und fast wären meine Blicke darüber hinweggeglitten. Doch gerade noch nahm ich die Bewegung war. Meine Augen weiteten sich vor Schrecken und... peinlicher Berührung.

Auf dem Bett lag ein Mann, angelehnt an die Kopfstütze, Mitte Ende Vierzig, lediglich mit einem Bademantel bekleidet, der aber geöffnet war und Ausblick gewährte auf seine nackte Brust, seinen Bauch und ...seine Hand, die mit festem Griff, ich traute meinen Augen nicht, seinen riesigen, voll erigierten Penis langsam auf und ab massierte.

Ich war vollkommen unfähig mich zu rühren, seine Augen fesselten mich, und ich fragte mich, wie zum Himmel er in das Bett gekommen ist? Hab ich etwa nicht bemerkt, dass er noch drin lag und schlief?

Als mein Blick wieder auf seine von ihm verwöhnte Erektion viel, löste sich meine Verkrampfung und mit einem erschrockenen: „Excuse me Sir, I am so sorry...", wandte ich mich hektisch dem Ausgang zu, wobei ich im Begriff war, alle meiner Utensilien stehen und liegen zu lassen. Und da hörte ich ihn, fast barsch wie ein Befehl rief er mir nach: "Stopp, bleiben Sie stehen und kommen

Sie sofort zurück, Sie haben hier doch was vergessen!". Ich blieb wie angewurzelt stehen. Ach ja, natürlich oben auf der Galerie liegen ja auch noch die Sachen für das Geländer..., Moment mal, dieser Typ hat doch tatsächlich, während ich die Messingstangen polierte onaniert.

Er muss mich die ganze Zeit beobachtet haben, er muss sogar... das gibt's ja nicht, er hatte mit Sicherheit freien Blick auf meinen Slip während ich mich bücken musste. So ein Mistkerl, ich hab ihn überhaupt nicht gestört, er hat... jetzt fiel es mir wie Schuppen von den Augen. Das war alles geplant, mein "Putzeinsatz" und das fehlende Schild an der Tür.

Ich starrte ihn entsetz an. Er grinste mich an, überlegen: "Sie wollen doch nicht etwa ihre Arbeit unvollrichtet abbrechen mein Fräulein? Ich habe viel Geld für dieses Zimmer und den hier so hoch gelobten einzigartigen Service gezahlt. Also bitte, lassen sie sich nicht stören und fahren sie fort!".

Er setze sich ein wenig mehr auf in seinem "Himmelbett" und geleitete mich mit einer Geste seiner freien Hand zurück zu dem Geländer. Ungläubig, eingeschüchtert und stumm vor Schreck machte ich mich erneut an die Arbeit, wobei ich krampfhaft versuchte meinen Rock in eine Position zu bringen, die so wenig wie nur möglich Einblick gewährte. Und wieder hörte ich bei jeder meiner Auf-/ und Abwärtsbewegungen sein stöhnen, lustvoll, tief und... ich glaubte es nicht, mich erregend. Oh Gott, was sollte das, wie lang würde das so gehen?

Ich traute mich nicht, auch nur einen kleinen Blick in seine Richtung zu schicken, wusste ich doch genau was er dort tat. Ich sollte schleunigst hier fertig werden und dann... "Fräulein, ich glaube das reicht dort, sie sollten lieber jetzt mal hier her kommen, schließlich gibt es hier auch noch den ein oder anderen Stab, der poliert werden muss, denken sie nicht?" Ich glaubte meinen Ohren nicht, das war ja wohl die absolute Frechheit, was dachte der sich eigentlich.

Gerade wollte ich mich umdrehen und empört widersprechen, als ich in sein Gesicht blickte, das keinen Widerspruch duldete. "Sie werden doch wohl nicht widersprechen, Fräulein? Oder muss ich tatsächlich Christian informieren, oh ich meine Herrn Forster, das sein Personal absolut zu wünschen übrig lässt? Ich bin ein sehr, sehr guter und langjähriger Freund von ihm und er wäre mit Sicherheit sehr verärgert und das wollen wir doch nicht, oder?" Er sprach sehr betont, so als ob er mit einem kleinen Kind sprechen würde, das ein wenig schwer von Begriff war. Ich schluckte, starr vor herumschwirrenden Gedanken, und langsam setzte ich mich in Bewegung, direkt auf ihn und seinen mir noch größer als vorher scheinenden Schwanz zu. "So ist brav meine Kleine, komm her und setz dich zu mir."

Er nahm meine Hand, küsste die Innenseite, langsam und überall, dann spürte ich seine Zungenspitze, die erst den Zwischenraum meiner Finger, dann meine ganze Handfläche befeuchtete. "So, und jetzt möchte ich dieses Exemplar hier gründlich poliert haben." Und mit diesen Worten legte er meine Hand an sein heißes pulsierendes Glied. Irgendetwas zwischen meinen Beinen regte sich, das sollte doch nicht wahr sein, dieser Typ fing an mich für seine sexuelle Befriedigung zu benutzen und mich machte das an. Das was ich in den Händen hielt, das war aber auch ein riesiges Stück, dick und lang und hart. Ich dachte, so was gäbe es immer nur in Pornos.

Ich fing an ihn zu massieren, mal mit mehr und mal mit weniger Druck. "Schön so kleines, das ist gar nicht so übel." Aber ein wenig mehr Poliermittel wäre nicht schlecht" und mit diesen Worten griff er in meine

Haare, hielt mich daran fest, nahm sein Finger und bahnte sich einen Weg durch meine Lippen in den Mund. Ganz langsam bewegte er ihn vor und zurück, zog ihn raus und strich meinen Speichel an seiner prallen Eichel ab. Er ließ seine Blicke seinen Bewegungen folgen, wiederholte dieses Spiel und schüttelte dann den Kopf. "Zuwenig...hmmm, komm her".

Damit schob er meinen Kopf in Richtung seines Schoßes und drückte seinen dicken Schwanz an meine Lippen und dann in meinen Mund. Er fing an zu stöhnen. "Oh ja, das ist gut, mhhh, spiel mit ihm Kleines, benutz deine Zunge, jaaa, guuut so." Er drehte mich so, dass ich ihn anblicken musste, er beobachtete mich, strich immerwährend meine Haare aus dem Gesicht und fing an mich mit ganz leichten Stößen in den Mund zu ficken.

Ich spürte, wie seine Hand über meinen Rücken strich, dann nach vorn, dann meine Bluse öffnete und mit einem entzücktem Stöhnen anfing, meine kleinen festen Brüste zu kneten. Ich merkte, wie sein Schwanz anfing zu pochen, vielleicht würde er in meinen Mund kommen wollen und dann wär's das, dann könnte ich gehen.

Doch plötzlich zog er mich an meinen Haaren nach oben, rollte sich geschickt vom Bett, zog mich an meinen Knöcheln so an die Bettkante, dass meine Beine herunterhingen. Bei dieser Aktion rutschte mein Rock natürlich bis zur Hüfte hoch. So stand er vor mir, mit steil nach oben ragendem Penis und mit lüsternem Blick. Ich flehte ihn an, nicht noch weiter zu gehen, das könne mich meinen Job kosten und versuchte dabei meine Beine zusammenzupressen.

"Ich glaube eher, du wirst ihn verlieren, wenn du mich nicht machen lässt Kleines" und mit einer Bewegung zog er meinen Slip herunter, drückte meine Beine auseinander und betrachtete, seinen Schwanz dabei reibend, meine sich ihm präsentierende Muschi.

Er kniete nieder, rückte an mich heran, zog meine Schamlippen auseinander, alles sehr, sehr langsam und fing an, mit seiner Zungenspitze meine Perle zu lecken. Mein seinem Finger durchfuhr er meine Spalte und drang dann mit dem Zeigefinger in mich ein. Erschrocken versuchte ich ihn wegzustoßen.

"Nana, nicht doch Kleines, ich tu dir nichts Schlimmes. Also komm, du willst doch keinen Ärger, stimmt's?"

Und aus einem Gemisch zwischen Angst, Unterwürfigkeit und Erregung ließ ich ihn gewähren. Langsam rein und raus schob er seinen Finger, während er sich selbst streichelte.

Er beherrschte es gleichzeitig meine Klitoris kreisend zu verwöhnen, während sein Finger immer tiefer in mir spielte. Ich war ihm ausgeliefert. Dann spürte ich, wie er sein Glied an meine inzwischen feuchte Muschi setzte und seine riesige Erektion vorsichtig in mich drückte. Jeder Zentimeter dauerte eine Ewigkeit, immer mehr spürte ich seinen harten Penis in mir, immer tiefer drückte er sich in mich, bis ich seine harten kleinen Bälle an meinem Po spürte.

Er grunzte und während er mich mit seinen Augen und seinem hämischen Grinsen fixierte, registrierend das ich immer geiler wurde, fing er an, mich hart und gleichmäßig zu stoßen. Entweder er spreizte meine Beine so sehr, dass es leicht schmerzte, oder er winkelte sie auf meiner Brust an, drückte sie zusammen, so dass ich umso mehr seinen Penis in mir fühlte.

Irgendwann schloss er seine Augen, er stöhnte, seine Stöße wurden immer schneller und härter und unter einem leisen Brüllen ergoss er sich in mir. Dann zog er seinen noch harten Schwanz heraus. "Komm her und leck ihn!"

Und während ich wie eine kleine Katze den Schwanz ableckte und lutschte verschaffte er mir noch mit seinen geübten Fingern einen heftigen Orgasmus. Anschließend gab er mir noch einen langen Kuss, einen Klapps auf den Po und nahm meinen Slip in die Hand.

"So mein Kleines, ich bin sehr zufrieden mit deinem Zimmerservice. Den hier behalte ich und du musst ja noch weitermachen, oder? Da wartet doch bestimmt noch Arbeit auf dich in den nächsten Zimmern.

Er grinste, schloss seinen Bademantel, ich sammelte meine Sachen zusammen und er begleitete mich zur Tür. "Vielen Dank das Fräulein, Auf Wiedersehen!".

Und im nächsten Moment stand ich auch schon, immer noch vollkommen neben mir, vor der Tür. Oh Gott, hoffentlich schaff ich noch das letzte Zimmer, auch wenn das fast unmöglich ist. Wie auch immer, irgendjemand wird es bemerken und Ärger gibt's bestimmt. Das ganze irgendwie verdrängend machte ich mich auf den Weg.

Also schnell, 4 Zimmer weiter, dieses war nur halb so groß, selbe Prozedur, klopfen, warten, klopfen, nichts, rein, wirklich vergewissern, dass niemand irgendwo steckt. Ich schaute sogar unter dem Bett nach. Dabei bemerkte ich, dass ich ja gar keinen Slip mehr trug, peinlich, wie sollte ich denn in der Umkleide unbemerkt in meine Hose kommen? Naja, später.

Zum Glück gab es hier im Zimmer nicht so viel aufzuräumen. So als ob ich es geahnt hätte, so einfach war es doch nicht, das Bad sah aus, wie nach einer Schlacht, was zum Teufel war hier los gewesen. Sei's drum. Aufräumen, Handtücher austauschen, Waschbecken richten, Badewanne putzen und schrubben und trocken wischen und... mein Herz blieb mir in der Sekunde stehen.

Eine Hand war zwischen meine Beine gefahren. Ich dachte, ich bin in einem schlechten Film, schnellte hoch und bevor ich irgendetwas sagen konnte, legte sich auch schon eine Hand auf meinen Mund. Wer zum Teufel, doch nicht wieder der Typ? Das konnte nicht sein, der hatte gar keinen Schlüssel, oder doch, oder etwa...nein, eine andere Stimme drang an mein Ohr, tiefer - älter, rauer.

"Ich sehe Madam, sie wollen mich reizen, so ein kleines Biest, das sich ohne Höschen an meiner Badewanne zu schaffen macht, das sehe ich dann wohl als Einladung."

Oh mein Gott, das hatte ich ganz vergessen beim putzen und ausgerechnet heute muss der Gast reinkommen und ich habe es noch nicht mal gehört.

Kurz vor den Tränen war ich. Das gab's doch gar nicht, warum ich, warum heute und warum ausgerechnet hintereinander? "Ich möchte sie auch gar nicht lange aufhalten, sicher haben sie noch viel zu tun. Doch bei einer so - feuchten- Einladung, da darf ich nicht nein sagen, nicht wahr?" Seine Fragen war auch eher rhetorisch, denn ich konnte gar nicht antworten mit seiner Hand auf meinem Mund.

Ich hörte wie er seinen Reißverschluss aufzog, dann fanden seine Finger den Eingang in mein noch feuchtes Loch. Und dann folgte sein harter Schwanz.

Er grunzte lustvoll, seine eine Hand an meinem Mund, seine andere massierte meinen Kitzler und von hinten stieß er mit kraftvollen und tiefen Stößen sich langsam zum Orgasmus. Und dann brach es aus ihm heraus, laut und heftig. Er drehte mich um, drückte mich nieder, so dass ich auf dem Badewannenrand zum sitzen kam, drückte mir seinen tropfend nassen Schwanz in den Mund und... das gab's doch gar nicht, ließ dieses heiße Ding zwischen meinen Lippen wieder hart werden.

Er sprach kein Wort, aber ich wusste was er wollte und was ich tun musste. Ich weiß nicht warum, aber ich gab mein bestes und schon nach kurzer Zeit kam es ihm erneut und er spritze eine riesige Ladung in meinen Rachen. Als er sich wieder erholt hatte, zog er seinen Reißverschluss hoch, wusch sich die Hände und verließ das Bad und das Zimmer. Und ich saß da wie ein begossener Pudel, was ja auch entfernt stimmte.

Ich wusch mich, nahm die alten Handtücher und verließ das Zimmer.

Vorsichtig schlich ich mich in Richtung Dienstzimmer immer noch zitternd und verwirrt. Eine ganze Stunde zu spät. Wenn ich nur die Gelegenheit bekommen würde, mich ungesehen umzuziehen zu können. Vielleicht hatte ja auch niemand bemerkt, dass ich hoffnungslos verspätet war. Obwohl, es wird wohl nicht gerade unter den Tisch gefallen sein, dass die gesamten Gläser für den Abend noch nicht mal Ansatzweise poliert waren... man, das Wort verfolgte mich aber auch heute. Bei dem Gedanken an die beiden Schwänze, die mich gerade gefickt hatten wurde ich irgendwie wieder ein wenig feucht. Die beiden Herren verstanden ihren Job verdammt gut.

Nun schämte ich mich für meine Gedanken, klar liebte ich Sex, aber das hier ging irgendwie zu weit. Gerade erreichte ich meinen Spint, als sich die Tür öffnete und Carmen rein schaute.

"Hey, du sollst sofort zum Forster kommen, er klang ziemlich sauer." Verdammt. "Soll ich schon mal mit den Gläsern anfangen?" Ich blickte sie dankbar an und nickte, während ich versuchte den riesigen Kloß in meinem Hals runter zu schlucken. "Du sollst übrigens sofort kommen".

Na super, noch nicht mal umziehen konnte ich mich und ein zweiter Slip war auch nicht auffindbar. Nun gut, noch mal kurz vorm Spiegel ordnen, rein in den Fahrstuhl und hoch in den 6 Stock.

Unser Chef saß natürlich in der obersten Etage und sein Büro war wohl das luxuriöseste aller Zimmer in diesem Hotel. Ich klopfte an, ein verhaltenes "ja Bitte" ließ mich eintreten.

Oh Mist, er sah echt sauer aus. Da ich ihm eh nicht erklären konnte, wollte, weshalb ich so verspätet war, ließ ich es gleich ganz bleiben, sagte kein Wort und starrte auf meine Fußspitzen. "Fräulein Aniston, ich bin ein wenig irritiert (ach er auch, na wie witzig) über ihre Verhaltensweisen, die sie neuerdings an den Tag legen". Immer noch kein Wort von mir. "Ich dachte, ich kenne sie inzwischen. Letztendlich waren es ihre Worte, das sie zuverlässig und offen wären." Was sollte denn jetzt dieses „offen"? Weiterhin schweigen. "Heute sind mir leider ein paar Dinge zu Ohren gekommen, die mich ein wenig enttäuscht haben. Erstens fangen sie an zu bummeln, dann vergessen sie Putzsachen in den Gästezimmern, Betten wurden nicht gemacht und dann fangen sie mit der Eigenart an, die Wünsche der Gäste abzuschlagen, oder zumindest erst dann nachzukommen, wenn man ihnen droht? Wo bleibt denn ihr Motte -Der Gast ist König-?"

In Bruchteilen von einer Sekunde verließen meine Blicke die Fußspitzen und suchten entsetzt und panisch die Augen meines Chefs. Was bitte sollte das jetzt? Was wusste er, was hatte man über mich erzählt, was hatten diese beiden Herren ihm gesteckt? Welche Details genau waren ihm bekannt. Ich bekam nur ein leichtes Krächzen heraus. "Hinzu kommt, das sie Gästen einen gewissen Service zukommen lassen, von dessen Qualität und Umfang ich nicht informiert, geschweige denn überzeugt bin und das ist schließlich hier meine

Aufgabe als Direktor, oder sind sie da etwa anderer Meinung Fräulein Aniston?"

Jetzt verstand ich gar nichts mehr. Ich muss einer Salzsäule verdammt ähnlich gesehen haben. Vollkommen erstarrt und sogar vergessend zu atmen, stand ich vor ihm, wie ein Kaninchen vor der Schlange. Nur in meinem Kopf schossen Gedanken von links nach rechts, nein, eher vollkommen chaotisch durcheinander. Wenn ich das ganze jetzt nicht falsch interpretierte, dann meinte dieser Mistkerl, das.... Ich traute mich gar nicht diesen Gedanken zu Ende zu denken. Während ich dort hilflos stand kam er ganz langsam auf mich zu, ging ganz knapp an mir vorbei, streifte dabei meine Hüfte und ich vernahm, wie er die Tür abschloss. Dann wieder Schritte und ich spürte seinen Atem in meinem Nacken. Dann tauchte vor meinen Augen seine Hand auf, in der er...oh Gott... meinen Slip hielt. "Fräulein Aniston, und dann vergessen sie auch noch ihre Anziehsachen bei den Gästen."

Gefolgt von einem leisen -tststs- strich er sacht mit meinem Slip über mein Gesicht, meinen Hals, hinab über meine Brust bis zwischen meine Beine, drückte mich an sich und flüsterte hinter mir stehend ins Ohr: "Ich bin vollkommen überzeugt, dass ihre Qualitäten einzigartig sind und durchaus anbietbar für meine besten und treusten Gäste, nur würde ich mich lieber erst selbst davon überzeugen, denn sie wissen ja bestimmt, Vertrauen ist gut, Kontrolle ist besser. Das gab es gar nicht...!

Ich war in einer verdammten Zwickmühle in mehrerlei Hinsicht. Erstens, ich brauchte diesen Job, zweitens, er machte mir ja auch Spaß, Drittens, selbst wenn ich auf der Stelle kündigen würde und rausrennen, ich würde nicht ein bisschen von meinem Geld sehen und in der mir noch verbleibenden Zeit auch keinen anderen Job *mehr finden. Und dann kam noch absurder Weise hinzu, das ich seit Tagen davon träumte, während ich mich zu Hause, oder sogar hier im Hotel, wenn ich allein war selbst verwöhnte, wie es wäre, Herrn Forster einen zu blasen oder mich von ihm vögeln zu lassen.*

Er sah nämlich unglaublich sexy aus, mit seinen grau-silbernen Haaren, seiner großen, starken Statur und dieser unglaublich großen Wölbung in seiner Hose, die nicht nur mich in den Bann zog wie mir Carmen beichtete.

Wohl so jede Angestellte würde einiges dafür geben, diesen Schwanz mal in die Hände nehmen zu dürfen, oder sonst wo hin. Und jetzt stand ich hier, seinen erigiertes Glied an meinem Po spürend, seinen heißen Atem auf meiner Haut und unfähig mich zu rühren. Zwischen meinen Beinen fing es an zu pulsieren, Hitze stieg auf, mein Atem wurde schneller und kam stockend. Seine Hände fanden den Weg unter meinen Rock, wo er entzückt feststellte, wie ich seinem Stöhnen entnahm, dass ich noch immer unbedeckt war.

Dann flüsterte er mir zu: "Ich könnte rasend werden vor Eifersucht, wenn ich daran denke wie Daniel und Eric, die beiden Herren von vorhin, dich gefickt haben. Ich musste mich geradezu zurückhalten, bevor du zu mir gekommen bist, das ich bei Vorstellung, wie meine beiden Freunde dich benutzen, dich überwältigen, das ich beim onanieren noch nicht abspritze. Schließlich will ich ja dir meine Sahne zukommen lassen. Oh, ich bin so geil auf dich mein kleines süßes Zimmermädchen."

Irgendwie traute ich meinen Ohren nicht, immer tat er so, als würde man gar nicht existieren. Doch fiel mir gerade schlagartig ein, was er mir zuraunte, als ich das Zimmer nach dem Bewerbungsgespräch verließ.

Das meinte er also. So ein hinterlistiger Kerl, so ein geiler Bock, was er wollte, wurde gemacht, wen er wollte, nahm er sich. Und ich wurde immer geiler bei seinen Worten, verdammt, der machte mit mir was er will. Und ohne Vorwarnung rammte er mir 2 Finger in meine schon wieder ziemlich feuchte Muschi. Ein spitzes Stöhnen entwich mir, während sich meine Augen schlossen.

"Das gefällt dir, nicht wahr. Ich habe dich beobachtet, heimlich, und gesehen, wie du es dir selbst macht, in dem einen Zimmer. Sag mir, an wenn du dabei gedacht hast Kleine, komm schon, sag es mir."

Das wurde ja immer bunter, hatte der Typ etwa Kameras installiert um die Gäste oder wen auch immer zu beobachten? Seine kleinen Fingerstöße wurden immer intensiver und während ich mich hin und her wand, immer erregter, beichtete ich ihm die Person aus meiner Phantasie. So wie das Ganze sich hier abspielte, brauchte ich wohl nicht zu lügen. "Du hast also an mich gedacht, ja? Du kleines Luder. Dann werde ich jetzt mal deiner Phantasie auf die Sprünge helfen. Geh rüber zur Couch und zieh dich aus, sofort und schön langsam."

Und mit einem kleinen Schubs in die richtige Richtung ging ich auf das Sofa zu. Mit zitternden Händen zog ich meine Bluse aus, streifte meinen BH ab, jetzt roch ich den exotischen Duft des Duschgels, mit dem ich mich vorhin noch gewaschen hatte. Ich ließ den Rock über meine Knie rutschen, immer noch mit dem Rücken zu ihm. Langsam und unsicher schlüpfte ich aus meinen Absatzschuhen. Mein ganzer Körper zitterte, war es Geilheit oder Angst oder beides, wohl eher!

"Setz dich hin und schau mich an." Ich drehte mich um, ließ mich langsam nieder auf das weiche, erstaunlich warme Ledersofa und richtete meinen Blick auf ihn, der locker und cool 10 Schritte von mir entfernt stand und seine rechte Hand in der Hosentasche hatte, wo er unübersehbar seine Erektion streichelte. Sein Gesichtsausdruck war eine Mischung zwischen Lüsternheit, Vorfreude, Überlegenheit und …Sehnsucht?.., wie lange war er eigentlich schon scharf auf mich?

Langsam schritt er auf mich zu, wobei er erst seinen Gürtel öffnete, dann langsam seinen Reißverschluss runterzog und in seine Unterhose fasste um seinen Prügel rausspringen zu lassen.

Inzwischen war er vor mir angelangt und in diesem Moment bekam ich seine ganze Pracht direkt zu Gesicht. Ich blickte nach oben und glaubte eine gewisse Unsicherheit und Aufregung zu erkennen, ja er zitterte. Jetzt verlor ich jede Zurückhaltung. Ich ließ meine Hände, immer noch zu ihm aufblickend, an seinen Beinen hinauf streichen, den Rundungen seines Gesäßes folgend.

Ich fing an, diesen knackigen Arsch zu streicheln, ihn dabei immer näher zu mir ran zu ziehen. Er hielt es kaum noch aus, nahm seinen schon stark pulsierenden Penis in die Hand und drückte ihn auf meine Lippen. Ich öffnete sie und ließ meine Zungenspitze sanft über seine Eichel kreisen, befeuchtete meine Lippen und fing an ganz leicht an seiner roten, heißen Spitze zu saugen. Ich sah, wie er seine Augen schloss, sein Atem ging stockend und schwer, seine Hände vergruben sich in meinen Haaren und ich merkte, wie sich die Muskeln an seinem Hintern zusammenzogen. Ich wendete meinen Blick und meine volle Aufmerksamkeit dem Objekt der Begierde zu. Er war groß, nicht zu groß, dafür sehr dick und leicht nach oben gebogen, seine Vorhaut schien fast abzureißen, so prall war sein Schaft.

Seine Eichel glänzte violett. Der sehr kleine Hoden hatte sich fest zusammengezogen und alles war perfekt rasiert. Ich nahm eine Hand hinzu, umfasste seinen Schaft mit einem festen Griff, fing an, ihn mit all meinen Künsten zu verwöhnen. Ein heimlicher "feuchter" Traum wurde wahr.

Er genoss es in vollen Zügen, stöhnte, ja schluchzte fast, seine Beine zitterten und sein " Oh Gott, das ist so geil, so gut, so unglaublich" waren so echt und erregend, das ich kurz vorm Orgasmus stand, ohne mich überhaupt berührt zu haben. Geschweige denn, ihn in mir zu spüren. Ich hätte das hier ewig machen können, doch irgendwann entzog er sich mir, kniete sich vor mich und während er seine Zunge zwischen meine Lippen presste, wanderte seine eine Hand an meine Brustwarzen und seine andere wie vorhin zwischen meine Beine und strich langsam und sacht durch meine Spalte.

Ich stöhnte in mich hinein, meine Lippen waren mit seinen versiegelt, meine Finger krallten sich an seinem Rücken fest, während er seinen Schwanz an meinem Innenschenkel rieb.

"Bitte sag mir, dass es nicht annähernd so schön war mit meinen Freunden." Da er gerade seinen Mittelfinger in meine Möse schob und ich nur tief einatmen konnte, schüttelte ich lediglich bestimmt den Kopf und ließ meinen Blick alles Weitere sagen.

Seine Lippen wanderten über meinen Hals nach unten, Erfassten meine Brustwarzen, saugten, drückten, seine Hände schienen überall zu sein, es war zum aus der Haut fahren. Er leckte über meinen Bauch, spielte mit meinem Bauchnabel und dann fuhr er mit seiner Zungenspitze geradewegs auf meine Perle.

Seine kreisenden Bewegungen machten mich irre. So gut hatte das noch nie ein Mann mit mir gemacht. Ich fing an zu zittern, zu stöhnen, er blickte auf, lächelte, nahm sein Schanz in die Hand und fuhr mit dieser Behandlung fort. Er drückte seine heiße Eichel gekonnt auf meine Klitoris, sanft kreisend und immer mit einem leichten Druck. Dabei schaute er mir fordernd in die Augen.

Plötzlich richtete er sich auf. Er kniete sich zwischen meine Beine auf das Sofa, öffnete mit seinen Fingern mein Mund und schob langsam sein dickes Glied hinein. Ich wollte ihn verwöhnen, doch er hielt meine Hände fest im Griff, ebenso meinen Kopf und während ich mich nicht einen Millimeter bewegen konnte, bestimmte er selbst das Tempo mit kleinen, nicht zu groben Stößen. Sein Griff wurde immer fester, fast tat es ein wenig weh.

Er genoss es, stöhnte, seine Augen waren geschlossen, aus seinem geöffneten Mund entwichen Töne, die sich anhörten wie ein leises Brüllen. Dann zog er ihn raus, strich ihn über meine Lippen, meinen Hals, meine Wangen. "Wenn ich nachher abspritze, werde ich meinen Saft in deinem schönen Gesicht verteilen, aber jetzt werde ich es dir erst mal richtig besorgen. Seit langem träume ich davon, dich auf meinem Schreibtisch zu ficken."

Und mit diesen Worten stand er auf, zog mich hoch und stieß mich vor sich Richtung Schreibtisch. Mit einer Handbewegung schob er seine Akten beiseite und hob mich auf die Schreibtischplatte.

Sein Schwanz stand steil nach oben. Er nahm meine Beine auf seine Schultern und ohne weitere Streicheleinheiten drang er in mich ein. Er begann mit langsamen aber starken Stößen sich in mir zu bewegen. Es waren nicht diese normalen raus-rein Bewegungen, er ließ seinen Schwanz in mir kreisen, er zog ihn manchmal ganz raus, um kurz über meine Perle zu streichen, dann wurde er schneller, bis ich mich und ihn kurz vor dem Orgasmus wähnte, doch dann blieb er einfach in mir, ohne merkliche Stöße, wobei ich ihn mit meinen Muskeln quasi massierte.

Ich hatte das Gefühl, dieses Spiel würde niemals enden. Auf der einen Seite sehnte ich auch das erlösende Gefühl des Höhepunktes herbei, auf der anderen Seite wünschte ich mir, dieser Schwanz würde mein Loch nie verlassen. Aber dann merkte ich, wie er noch kaum an sich halten konnte.

Er stieß so heftig zu, dass mich unvorbereitet heftig ein Orgasmus durchfuhr. Anstatt wie sonst meine Lust herauszuschreien, versagte mir plötzlich der Atem. Mein ganzer Körper zuckte und spielte verrückt. "Oh Gott, Kleine, jetzt kommt's mir, ich kann nicht mehr, ohhhh, ..." und mit einem tiefen Brüllen schoss er die ersten Salven in mich, zog dann aber seinen zuckenden Schwanz raus, griff hinter meinen Kopf, zog mich ran und spritze den Rest in mein Gesicht.

Zu meinem Erstaunen drang er wieder in mich ein, zog mich zu sich ran, nahm mich hoch, drückte mich fest an sich. Noch minutenlang hielt er mich so, immer noch mit leichten Bewegungen in mir, bis ich merkte, wie Penis erschlaffte. Er trug mich rüber auf das Sofa, verteilte mit seiner Hand sein Sperma in meinem Gesicht, küsste mich und schaute mich an.

"Du bist einzigartig Vanessa. Ich werde Dich ab jetzt regelmäßig bei mir erwarten."

Ich starrte ihn ungläubig an. Natürlich war mir bewusst das er verheiratet war, natürlich konnte ich nicht davon ausgehen, das sich eine Beziehung zwischen uns entwickeln würde, auch hatte ich natürlich gehofft, dass dies hier nicht was einmaliges blieb. Also was bitte hatte ich erwartet?! Sagte er nicht vorhin, es hatte ihn rasend gemacht, zu wissen, dass mich jemand anders nahm? Höchstwahrscheinlich rasend angemacht.

Und welche Wirkung hatte das jetzt auf mich, dieses Wissen, diese "spezielle" Aufgabe? Der Gedanke daran, mehrere, verschiedene Männer zum Höhepunkt zu bringen, ihr intimstes Stück zu berühren, mich von mehreren verschiedenen Schwänzen ausfüllen zu lassen erschreckte mich zutiefst, machte mich aber auch, perverser Weise, so stark an, das ich noch nicht mal den Versuch unternahm, ihm zu widersprechen.

Während meine Gedanken umherkreisten, gab er mir noch mal seinen noch ein wenig steifen Schwanz zum sauberlecken in den Mund. Dann zog er sich wieder an, reichte mir meine Sachen und...meinen Slip. Nachdem ich mich angezogen hatte, geleitete er mich zu seinem Aufzug.

Ich konnte also sein Zimmer verlassen, ohne dass jemand sah, woher ich kam. "Ich werde mich dann in den nächsten Tagen bei ihnen melden. Machen sie jetzt Feierabend, sie haben es sich wirklich verdient."

Und mit einem Klapps auf den Po schubste er mich ich in den Fahrstuhl, die Türen schlossen sich und ich war allein.

Die Patientin

Ich war nie bei der Bundeswehr. Zwar war meine Mutter immer der Ansicht, dass man dort Ordnung und andere nützliche Tugenden vermittelt bekommt, aber da gingen unsere Meinungen ziemlich auseinander.

Kurz und gut, ich entschied mich für den Zivildienst. Einen Platz hatte ich mir auch schon besorgt, und im Sommer 1999 sollte ich meinen Dienst dort antreten. Es war ein Krankenhaus mit circa 1400 Betten. Das Haus lag inmitten eines kleinen Parks und war für mich von zu Hause aus gut zu Fuß zu erreichen.

Eigentlich ist der Zivildienst, ebenso wie der Wehrdienst, eine Zwangsarbeit, aber trotzdem freute ich mich darauf, mich nützlich zu machen.

Der Tag meines Dienstantritts rückte immer näher. Mittlerweile war es Ende Juni, und der Sommer in jenem Jahr ließ wettermäßig nichts zu wünschen übrig. Morgen sollte ich pünktlich um 7 Uhr im Krankenhaus erscheinen.

Um 6 Uhr klingelte der Wecker, und ich stand sofort auf. Schon jetzt war es sehr warm, und ich dachte besorgt: 'Wie heiß wird es wohl gegen Mittag sein!' Als 'Frühstück' reichte mir, wie immer, eine Tasse Kaffee und eine Selbstgedrehte. Dann machte ich mich gegen Viertel vor Sieben auf den Weg. Am Krankenhaus angekommen nahm mich sofort Oberschwester Erika in Empfang und zeigte mir die Diensträume, erklärte mir den Tagesablauf und die Schichtpläne.

Schwester Erika war eine imposante Erscheinung; einen halben Kopf größer als ich und mindestens doppelt so schwer. Dazu hatte sie enorme Brüste, die ihre Schwesterntracht bedrohlich ausbeulten und strapazierten. Sofort merkte ich, dass mit ihr nicht zu spaßen war. Ich hätte also abwechselnd Früh-, Spät- und Nachtschicht.

Alle 14 Tage hätte ich auch ein freies Wochenende, erklärte sie mir, und ich bereute schon fast meinen Entschluss. Eine meiner ersten Aufgaben bestand darin, bei der Essensausgabe und beim Betten machen auszuhelfen. Die ersten Wochen vergingen ohne nennenswerte Ereignisse. Dann hatte ich zum zweiten Mal Nachtschicht.

Schwester Claudia, die mich unterstützen sollte, hatte sich krank gemeldet, und daher musste ich allein Dienst schieben. Aus dem Dienstzimmer holte ich das Tablett mit den Medikamenten für die, die regelmäßig ihre Medizin benötigten, oder die ganz einfach ein Rohypnol- oder Baldrian-'Abo' hatten. Nachdem dies erledigt war, kramte ich mein Buch heraus, um etwas zu lesen.

Ich musste wohl eingenickt sein, denn kurz nach halb Eins weckte mich ein Geräusch. Noch immer war es beinahe unerträglich warm trotz des kleinen Ventilators, den Schwester Erika besorgt hatte. Wieder hörte ich dieses merkwürdige Geräusch. Es hörte sich wie ein Wimmern oder Klagen an und kam vom Flur her. Dem musste ich auf den Grund gehen, beschloss ich und stand auf.

Ich verzichtete darauf Licht zu machen, denn der Flur wurde vom Vollmond fast taghell erleuchtet. Nach ein paar Metern wusste ich, woher das Geräusch kam. Es kam aus dem Zimmer von Paulina Reber., einer Witwe, anscheinend nicht unvermögend, eben mit Einzelzimmer.

Leise öffnete ich die Tür und lugte mit dem Kopf durch den Türspalt. "Frau Reber......Frau Reber..., geht es Ihnen nicht gut?" hatte ich schon auf den Lippen, als ich sah, welche eigentliche Ursache die Geräusche hatten. Ich konnte alles ganz genau sehen, schließlich schien der Mond ebenso in dieses Zimmer, und da lag Frau Reber. Sie hatte, wohl wegen der Hitze, die dünne Bettdecke beiseitegeschoben, und ich konnte erkennen, wie sie mit weit gespreizten Beinen masturbierte, dabei seufzte und stöhnte. Dieser Anblick erstaunte mich im ersten Moment aber erregte mich auch ein wenig.

Ich beherrschte mich, näher zu treten, sondern beschränkte mich auf weiteres Beobachten. Mit der linken Hand griff sie sich abwechselnd an beide Brüste, während sie mit der linken ihre Möse befingerte. Beim längeren Anblick bekam ich langsam einen Ständer. Noch Tage später hatte ich dieses Bild im Kopf die Erinnerung daran erregte mein Gemüt. Dabei tat Frau Reber. immer so ete-petete.

Oberschwester Erika teilte mir bei Antritt meiner Frühschicht mit, dass Claudia noch für eine weitere Woche krankgeschrieben sei, und ich daher die älteren Patienten waschen müsse. Ich war wirklich 'begeistert'. Den ganzen Morgen Omas und Opas waschen! Zum Glück waren es nur fünf oder sechs, die beim Waschen Hilfestellung brauchten. Unter ihnen war auch Frau Reber. Und sie war ein Problem. Als ich ihr Zimmer mit den Worten betrat: "Guten Morgen, Frau Reber., es ist Zeit zum Waschen!", sagte sie ganz schlicht: "Nein, von Ihnen lasse ich mir nicht helfen!"

Ok, manch ältere Leute sind halt ein wenig Eigenartig, aber das hielt ich für übertrieben. Trotzdem ließ sie sich nicht dazu bewegen, mir ins Bad zu folgen.

Erst durch die Intervention und die geballte Autorität von Schwester Erika war sie schließlich dazu bereit. Wir waren im Bad, und Frau Reber weigerte sich noch immer standhaft, sich von mir waschen zu lassen.

"Hören Sie, Frau Reber..." begann ich. Aber sie fiel mir ins Wort: "Wenn, dann will ich von Schwester Claudia oder von Schwester Erika gewaschen werden, und nicht von einem Mann, der mein Sohn, oder gar mein Enkel sein könnte!"

"Schwester Claudia ist krank, und Schwester Erika hat dafür keine Zeit. Sie müssen schon mit mir Vorlieb nehmen. Wovor genieren Sie sich denn so? Glauben Sie denn, ich hätte noch nie eine nackte Frau gesehen?" fragte ich.

Ich hatte tatsächlich erst sehr wenige nackte Frauen live gesehen... Sie antwortete nicht darauf, und ihr schien nichts mehr einzufallen. Aber sie machte auch keine Anstalten, sich auszuziehen. Plötzlich kam mir eine Idee. "Hätten Sie noch immer ein Problem, wenn ich mich ebenfalls ausziehen würde?" fragte ich. Sie sah mich mit großen Augen an. Dazu muss ich sagen, dass ich ziemlich exhibitionistisch veranlagt bin und keine Scheu habe, mich nackt zu zeigen. "Sie wollen sich auch ausziehen?" fragte sie leise und bedeckte aus Verlegenheit mit der flachen, rechten Hand ihren Mund. "Ja." erwiderte ich. "Ich habe damit überhaupt kein Problem!"

Sofort zog ich den Kittel und mein T-Shirt aus, und ein wenig später stand ich 'barfuß' bis zum Hals vor ihr.

Frau Reber schüttelte den Kopf und sagte nur: "Ts, ts, ts!" Sie betrachtete mich anschließend von oben bis unten und stand dann auf. Sie ließ ihren Bademantel fallen. Darunter war sie nackt. Ihre Brüste waren enorm im Umfang und hingen auf Grund der Schwerkraft ziemlich weit herab. Aufgrund ihres fortgeschrittenen Alters hatte sie einen sehr fraulichen Körper. Breite Hüfte enorme Brüste und einen einladenden Hintern.

Ich betrachtete fasziniert (aber unauffällig) ihre dichtbehaarte Schamspalte unter der sich auch schon einige graue Haare befanden. Ich konnte nichts dafür, dass mein Schwanz sich anschließend langsam aufrichtete. "Habe ich doch noch soo .... eine Wirkung auf junge Männer?" fragte sie verlegen und wurde rot.

Mein Penis war mittlerweile hart wie Stahl, und ich spürte das Blut darin pulsieren. "Ja...anscheinend." antwortete ich wahrheitsgemäß. "Ich finde sie trotz ihres Alters sehr attraktiv!" "Huuuh..., du bist ein Schlingel und willst einer alten Frau nur schmeicheln." sagte sie und bedeckte ihre Blöße mit beiden Händen.

Ich trat auf sie zu, und mit der Spitze meiner Eichel berührte ich leicht ihren Bauch. "W... Wa was machst du da?" fragte sie fast panisch Ich gab darauf keine Antwort, sondern kniete mich vor sie auf die Bademätte, schob ihre Hände beiseite und grub mein Gesicht in ihren Schoß, weil ich mit meiner Selbstbeherrschung am Ende war. "Nein...nein..., bitte...bitte, tu das nicht! .....Du.....du... könntest mein Enkel sein!"

Sie stieß mich von sich und trat einen Schritt zurück. "Hast du kein Verlangen mehr nach einem Mann?" fragte ich provokant. Sie warf ihren Kopf in den Nacken und antwortete. "Junger Mann, wenn man so alt geworden ist wie ich, dann hat man kein Verlangen mehr nach Sex." "Das nehme ich dir nicht ab, Paulina! Gib doch zu, dass du in den langen, langweiligen Nächten masturbierst. Ich habe es selbst schon gesehen."

Ihr Gesicht wechselte die Farbe und wurde krebsrot. "Du brauchst dich nicht vor mir schämen, das ist doch vollkommen normal!" Sie setzte sich auf den Rand der Wanne, und Tränen rannen ihr über die Wangen. "Ja." schluchzte sie leise. "Manchmal brennt es in mir wie Feuer, und dann vermisse ich meinen Mann unendlich." Wieder kniete ich vor ihr und nahm sie in den Arm, strich ihr über den Rücken und wischte ihr die Tränen ab.

"Ich möchte gerne dein Feuer in dir löschen..." sagte ich leise und fügte hinzu: "Dann machst du die Augen zu und stellst dir vor, dass du mit ihm zusammen bist." "Ich...ich... kann so etwas nicht tun,....... du bist so jung ..., und ich...ich... bin eine uralte Schachtel." entgegnete sie. "Das stimmt doch überhaupt, Frauen im reifen Alter haben auch ihre Reize und im Übrigen auf das Alter kommt es doch nicht an. Komm, fass mich einfach an!" forderte ich sie auf.

Ich führte ihre Hand behutsam an meinen noch immer steifen Penis. Zögernd schlossen sich ihre Finger um mein Geschlechtsteil. Dann gingen wir zu der Liege, die an der Wand stand, und Paulina legte sich mit dem Rücken darauf. Sanft spreizte ich ihre Schenkel und bemerkte, dass ihre Schamlippen bereits feucht schimmerten.

Langsam senkte ich meinen Kopf zwischen ihre Beine und presste den Mund auf ihre intimste Stelle. Paulina zuckte und seufzte leise, als meine Zunge Schamlippen und Kitzler berührte. Sie war noch immer sehr verkrampft, also streichelte ich sie, damit sie ruhiger wurde. Als ich ihre Brustwarzen mit Daumen und Zeigefinger stimulierte, führte das dazu, dass sich aus ihrer Vagina ein wahrer Sturzbach von Sekret in meinen Mund ergoss. Ich kam kaum noch mit dem Schlucken nach, und mir tropfte ihr köstlich-geiler Saft aus den Mundwinkeln. Ich bekam davon nicht genug!

Ihr Körper zitterte und erlebte einen Höhepunkt nach dem anderen. Dann und wann stöhnte Paulina, und ihre Hände krampften sich in das schwarze Leder der Liege. Wie im Rausch stimulierte ich sie immer schneller, fester und intensiver mit Zunge, Fingern und Lippen. Ihr Stöhnen wurde immer lauter, und ich fürchtete schon, dass uns jemand hören könnte. Nachdem ihr letzter Orgasmus abgeklungen war, richtete ich mich auf. Noch etwas außer Atem sah sie mich mit Tränen in den Augen an. "René ich hätte es niemals für möglich gehalten, dass ich so etwas Schönes auf meine alten Tage noch erleben dürfte." "Ich danke dir so sehr dafür", schluchzte sie. Unbewusst hatte sie immer noch meinen zum Bersten platzenden Prügel in der Hand und wichste in so zärtlich wie es nur eine erfahrene Frau kann. "Ich will jetzt mit dir schlafen", flüsterte ich ihr zärtlich ins Ohr und knabberte an ihrem Ohrläppchen.

"Ich...ich weiß .nicht ob wir...das tun sollten", flüsterte sie leise. "Sei unbesorgt Paulina, es wird unser kleines Geheimnis bleiben."

Ich ging zur Türe und schloss diese ab. "Leg dich wieder auf die Liege, Paulina und spreize deine Beine." Sie ließ sich nach hinten fallen und zögernd öffnete sie ihre Schenkel. Ich stellte mich vor sie hin und legte ihre Beine auf meine Schultern. "Streichele deine Brüste...... bitte." Es war der geilste Anblick einer Frau den ich bis dahin erblickte. Ihre Scham lag nun offen vor mir, auf ihrer Schambehaarung glitzerte noch die Flüssigkeit ihrer vorherigen Orgasmen.

Mein Prügel schmerzte mittlerweile solch ein Druck baute sich innerlich in mir auf. Es war der absolute Wahnsinn wie diese Frau sich mir darbot. Vor ein paar Minuten noch war sie die schüchterne und zurückhaltende Frau. Reber. Jetzt in diesem Moment hätte ich alles mit ihr machen können. Mein Schwanz stand nur noch Zentimeter vor ihrer Möse und wippte sich seinem Ziel entgegen. Ich trat noch einen Schritt nach vorne. Meine Eichel berührte ihre Schambehaarung. Mit einer kurzen leichten Bewegung nach vorne teilte ich ihre Schamlippen. Mein Gott war diese Frau feucht und heiß und geiiiil.

Langsam und Millimeter für Millimeter schob ihr meinen harten, steifen Prügel bis zum Anschlag in die heiße Fotze. Trotz ihres Alters war sie sehr eng, und es fühlte sich für mich absolut geil an. Paulina hatte die Augen geschlossen, auch noch, als sie sich unter der Wucht meines Stoßes aufbäumte. "Aaaah....aaah..... ja! Tiefer!" flüsterte sie gepresst und wölbte mir voller Verlangen ihren Unterleib entgegen. Diese Frau war unglaublich; sie ging leidenschaftlicher ab als so manche 20jährige!

Zunächst bewegte ich mich langsam vor und zurück. Ich sah auf meinen Schwanz, der Zentimeter für Zentimeter in ihrer Möse verschwand und kurz darauf, von ihrem Lustnektar benetzt, glitzernd wieder heraus glitt. Ich, ein damals kaum 22jähriger Mann fickte eine 59jährige Frau, und ich genoss es!

Ihr Körper war zwar älter und nicht mehr der einer 20 jährigen, aber noch immer steckte darin eine Leidenschaft, wie ich sie nie vermutet hätte. Und, ihr Körper war für mich, trotz ihrer Fältchen, schön und begehrenswert. Nun steigerte ich das Tempo, und stieß immer heftiger zu. Ich nahm zuerst Paulinas rechtes und dann das linke Bein von meinen Schultern und spreizte sie soweit sie es noch konnte, damit ich noch tiefer in sie eindringen konnte. Meine geschwollenen Hoden klatschten gegen ihren Po, und Paulina stammelte unverständliche Laute. "Wahns.....Wahnsinn...es...es tut soooo...gut...wie du mich.....fickst...." Es war geil, und sie war wirklich der beste Fick, den ich je hatte!

Plötzlich und unvermittelt schrie sie auf. Ein Ausdruck von absoluter Wollust. "Ich kann nicht mehr! Bitte..... bitte...komm...komm jetzt...ich halte...es niiiiicht mehr...auuuuuuus." Ihr Körper bäumte sich auf und erstarrte. Sie sah mit tief in die Augen und Tränen schossen heraus. Ihre Hände legten sich um meinen Nacken und sie zog sich an mir hoch. "I...ich...ich...komme...ich ...kann es ...nicht mehr ...halten.....oh mein Goooott...ja...ja .....jeeeeeetzt." Mit einem unbeschreiblichen Druck entleerte sie sich auf meinem Riemen. Ihre Scheidenmuskulatur zuckte im Sekundentakt. Sie presste ihr ergossenes Sekret rechts und links an meinem immer noch in ihr steckendes Glied vorbei. Schubweise tropften Schwalle auf die Liege in der sich binnen Sekunden ein kleiner See bildete.

Ich sah dieses und war erstaunt, dass eine Frau solch einen intensiven Orgasmus erleben konnte. Ihr ganzes Gewicht hing an meinem Hals und ich erstarrte in dieser Position. Ich war unfähig mich zu bewegen.

Langsam kehrte wieder Leben in ihren Körper zurück und sie ließ sich rückwärts auf die Liege fallen. Ihr Atem war schnell und unkontrolliert, ihr Gesicht vor Anstrengung feuerrot. Sie japste und keuchte vor Wollust. Ich nahm meine Hüftbewegungen wieder langsam auf und rammte immer wieder meinen Ständer in ihre Fotze, die mittlerweile eine purpurne Farbe angenommen hatte. Langsam spürte ich, wie Nervenimpulse meine Wirbelsäule entlang liefen und sich in einem enormen Orgasmus entluden. Sie spürte, dass ich kurz vor der Explosion stand. "Jaaaaa... jaaaaa.....pump.....es in miiiiich reiiiin." In diesem Moment entlud ich mich mit einer Urgewalt in diesem heißen Loch. "Hol ihn raus", schrie sie mich an. "Ich will es sehen...lass es mich sehen."

Ich zog meinen Penis heraus, und genau in diesem Moment spritzte eine weitere Fontäne Sperma auf ihren Bauch. Erschöpft und keuchend ließ ich mich auf Paulina sinken. Unsere Körper waren schweißbedeckt. Mein Herz pochte mir bis zum Hals, und ich küsste sie leidenschaftlich. Sie erwiderte meinen Kuss, und unsere Zungen trafen sich, spielten miteinander.

Sie verrieb mein Sperma auf ihrem Körper und sagte dann seufzend: "Das hat mir 8 Jahre lang gefehlt!" "Du willst damit sagen, dass du 8 Jahre lang keinen Sex mehr mit einem Mann hattest?" fragte ich ungläubig. "Mein Hubert starb, als ich 51 Jahre alt war, und vorher..." Sie machte mit der Hand eine unbestimmte Geste. "Vorher lief es im Bett nicht mehr so, weil er zuckerkrank wurde." "Das tut mir leid." sagte ich. "Euch Männern ist Sex sicher wichtiger als uns Frauen, aber

trotzdem hätte ich mir mehr Zärtlichkeit und Leidenschaft in meiner Ehe gewünscht. Ich danke dir, dass du so zärtlich und leidenschaftlich zu mir warst."
Mit diesen Worten küsste sie mich auf die Stirn.
Niemals war mir ein Kompliment mehr wert als dieses. Paulina und ich hatten während meines Zivildienstes noch weitere, ähnliche Erlebnisse, und einmal wären wir fast von Oberschwester Erika erwischt worden, aber das ist eine andere Geschichte.
Jahre nach meinem Zivildienst hatte ich immer noch Kontakt mit Paulina und wir verbrachten noch viele glückliche und geile Stunden miteinander. Irgendwann brach dann unser Kontakt ab und wir verloren uns aus den Augen. Letzte Woche erfuhr ich aus der Zeitung von Paulinas Tod.
Heute stehe ich auf dem Friedhof und besuche ihr Grab und denke an die schöne Zeit, die wir uns gegenseitig gaben.

Date mit Vanessa

Wie lange hatte ich darauf gewartet mit Vanessa endlich wieder einmal allein zu sein, nicht nur flüchtigen Küsse zu tauschen, die nur zwischen Tür und Angel stattfanden, keine verstohlenen Blicke mehr, kein schmachten nach Ihrem hinreißenden Körper, endlich einmal Zeit mit Ihr alleine verbringen zu können und alle meine Sehnsüchte zu stillen.

Immer kam irgendetwas dazwischen, wenn wir es mal schafften einen Termin aus zu machen, wo uns garantiert niemand stören konnte, ging ein Auto kaputt, oder wir hatten einen Wasserrohrbruch, ich verzweifelte langsam und glaubte schon nicht mehr daran Sie allein zu treffen.

Der Tag im Büro wollte nicht umgehen, ich schaute voller Vorfreude auf den Abend, immer mal wieder aus dem Fenster und träumte vor mich hin. Ich lebte in Gedanken unsere bisherigen Treffen noch einmal durch und es kribbelte schon wieder in meinem Bauch.

Voller Wonne dachte ich an unser erstes Mal in Ihrer Kneipe, wie aufregend es war Ihren Körper zu spüren, wie Ihre küsse mich um den Verstand brachten und ich an nichts anderes mehr denken konnte, ich schaute auf die Uhr und stellte fest, dass es Zeit war das Büro zu verlassen und mich auf den Weg zu machen.

Ich klopfte an die Tür auf dem Hinterhof, die zur Küche führte, Vanessa öffnete mir und gab mir einen schnellen Kuss auf den Mund, ich bemerkte, das Sie schon wieder in Zeitnot war und irgendwas noch schnell vorbereiten musste, wie immer dachte ich so bei mir. Vanessa wirbelte mal hierher und mal daher und ich saß auf meinem Stuhl im Aufenthaltsraum und spähte immer mal wieder durch die Tür, in der Hoffnung, das Sie bald fertig wird.

Jedoch verstrichen die Minuten, ohne dass Sie Zeit für mich hatte und ich wurde langsam ungeduldig, ärgerte mich schon ein wenig darüber, dass Sie ein Date mit mir ausmachte, wenn Sie doch gar keine Zeit hatte. So grummelte ich vor mich hin, da hörte ich Stimmen aus der Küche, Türen schlugen zu , irgendetwas wurde transportiert und ich hörte Vanessa sagen : " Vergiss es, ich habe noch viel Arbeit vor mir, ich muss ja alles noch aufräumen". Mit einem lauten Knall wurde die Tür der Gaststätte zugeschlagen, ich hörte den Schlüssel im Schloss und den Riegel der vorgelegt wurde und ein "Blödmann", dann wurde es ruhig, Teller klapperten und die Spülmaschine wurde benutzt .

Ich wollte nicht mehr untätig herum sitzen und wechselte in die Küche, wo Vanessa damit beschäftigt war, die Unordnung wieder in normale Bahnen zu lenken. Sie hatte Ihren Pullover ausgezogen, stand nur noch im Top und Jeans in der Küche und räumte diverse Teile in den Spüler.

Der sich mir bietende Anblick war ungeheuer erotisch, leichte Schweißperlen hatten sich aufgrund der Hitze, in der Spülküche, auf Ihrem Körper gebildet.

Das schwarze Top umspannte Ihren Busen und ließ einen dunklen BH durchblitzen, Ihre Jeans war an einigen Stellen schon durchgescheuert, lag jedoch perfekt an Ihrem Unterkörper an, Ihr Po wurde straff von der Hose umspannt. und hob so die Konturen Ihres wahrlich aufregenden Hinterteiles hervor und wenn Vanessa sich bückte, dann konnte ich sogar den winzigen Slip erkennen, der in diesen Momenten vorwitzig hervorlugte.

Endlich schien Vanessa eine Ruhepause einzulegen, Sie kam auf mich zu, strahlte mich an und sagte zu mir: "

Zeit für eine kleine Pause, ich bin fast fertig mit meiner Arbeit, ein Glück ist Ruhetag, nun rede, sage mir wie es Dir ergangen ist, so ganz ohne mich." Während Sie den Satz noch nicht ganz ausgesprochen hatte, setzte Sie sich auf die Arbeitsplatte der Küche ließ die Beine herunter baumeln und begann eine lockere Unterhaltung.

Während Sie so drauflos plauderte, streichelte Sie wie immer über meine Arme oder Beine um Ihre Unterhaltung mit diesen Gesten noch zu unterstützen. Ich konnte den leichten Schweißgeruch Ihres Körpers wahrnehmen und musste mir eingestehen, dass dieser in keiner Weise unangenehm war, eher im Gegenteil, es erregte mich sogar. Immer noch konnte ich leichte Schweiß Tröpfchen an Ihren Armen, bis hinauf zu Ihrem Nacken sehen und an Ihren Hals herab, lief ein kleines Rinnsal, direkt in Ihren Ausschnitt auf Ihren Busen. So betrachtete ich Vanessa eine Zeit lang, das blieb Ihr natürlich nicht verborgen und Sie sagte zur mir: " Na, wer wird denn einer Frau so in den Ausschnitt starren, schämst Du Dich denn gar nicht, wir kennen Uns doch kaum."

Während Sie den Satz noch nicht ausgesprochen hatten, stand Sie demonstrativ auf, drehte mir mit einer schmollenden Geste den Rücken zu. Da ich auf dem Stuhl gegenüber der Arbeitsplatte saß , war mein Blickfeld nun genau auf Ihren wunderschönen, strammen Po gerichtet, dieser steckte in einer Arbeitsjeans ,die schon einige Jahre in Gebrauch sein musste. Ich erkannte die durchgewetzten Stellen, die sich vom Sitzen an den Pobacken gebildet hatten. Durch den Stoff der Jeans zeichneten sich die Konturen von Vanessas Slip ab und ich ahnte, dass dieser nicht allzu groß war und nur das nötigste bedeckte. Ich ging auf Vanessas Spiel ein, gab Ihr spielerisch einen Klaps auf

Ihren Hintern und sagte zu Ihr : " Darf man so frech zu älteren Menschen sein ? " und grinste frech, meine Hand verweilte etwas länger als nötig, auf Ihrem Hintern, ich genoss es die prallen Pobacken von Vanessa zu berühren und gab Ihr zur Unterstreichung meiner Worte, noch einen weiteren leichten Klaps auf die andere Pobacke .

" Autsch, du Schuft " maulte Vanessa, ich bemerkte jedoch, das Sie mir Ihren Po noch etwas mehr entgegen reckte, Ihr bereitete das kleine Spielchen sichtliche Freude, das ermutigte mich es weiter zu führen, " Du kleine freche Göre, wagst jetzt noch zu schimpfen, solltest Dich was schämen", ich umarmte Vanessa und zog Sie an mich heran, Vanessa drehte Ihren Kopf leicht zu mir und ich gab Ihr einen Kuss auf Ihren Mund, Ihre Lippen öffneten sich leicht und Sie drehte sich zu mir hin, Unsere Zungen fanden sich und begannen miteinander zu spielen.

Meine Hände legte ich fest auf Ihre Pobacken und streichelte diese über dem Stoff Ihrer Jeans, was zur Folge hatte das sich in meiner Hose eine große Ausbuchtung bildete, welche Vanessa im gleichen Augenblick mit Ihrer Hand verwöhnte. Scherzend meinte Vanessa: " Das hast Du gar nicht verdient, erst versohlst Du mir den Hintern und dann bin ich auch noch lieb zu Dir."

Meine Hände wanderten in der Zwischenzeit unter Ihr Top und fuhren den Rücken hoch zu Ihrem BH, ich strich über die Konturen Ihres BHs, weiter nach vorne, bis ich Ihre Brustwarzen über dem BH streicheln konnte, die sich sofort verhärteten . Mit zwei Fingern strich ich unter Ihrem BH über Ihre Warzenvorhöfe hin zu Ihrer Brustwarze und umspielte diese mit den Fingern, was ein leichtes Stöhnen bei Vanessa auslöste, während die andere Hand weiter Ihren Po knetete und an dem Bund Ihrer Jeans, den Eingang in die Hose suchte.

Was jedoch schwierig war, da Ihre Hose sehr eng saß und es kaum möglich war hinein zu gelangen, ich konnte nur über Ihren Rücken streicheln, fuhr am Bund der Hose entlang bis nach vorne, ertaste den Knopf Ihrer Jeans und schaffte es irgendwie den Knopf mit zwei Finger zu öffnen. Ihr Hosenbund weitete sich und der Reißverschluss öffnete sich gleichzeitig ein weiteres Stück, so dass die gesamte Hose ein Stück nach unten rutschte.

Diese Gelegenheit nutzte meine Hand, um von Ihren Pobacken weiter nach oben zu gelangen und den nun geweiteten Hosenbund zu erkunden , ich streifte kurz über Ihren Rücken, tiefer und erreichte den Saum Ihres Slips, frech gelangte ich unter den Slip und streichelte über nackte Pobacken.

Ich hörte das ziepen meines Reißverschlusses, an dem Vanessa sich in der Zwischenzeit zu schaffen machte, um besser an mein Glied heran zukommen. Sie öffnete den Knopf meiner Hose, schon fuhr Sie über den Shorts, an meinem Glied entlang, ich hatte das Gefühl, das mein Glied noch größer werden würde, als es zu dieser Zeit schon war. Glaubte aber, dass mehr eigentlich nicht mehr gehen würde, da meine Shorts gewaltig spannten und es schon fast wehtat.

Vanessa erkannte die Situation, mit einem geübten Griff zog Sie mit beiden Händen meine Shorts nach unten, mein Glied genoss die plötzliche Freiheit und starrte aufrecht, stehend nach oben. Ihre Hand umspannte mein Glied und schob mit einer Abwärtsbewegung meine Vorhaut zurück, in diesem Moment hätte ich fast schon abgespritzt, so erregt war ich in der Zwischenzeit, konnte mich aber gerade noch beherrschen.

Vanessas Hand fuhr rauf und runter, während meine Vorhaut vor und zurück geschoben wurde und mein Glied schwoll gefährlich an, ich hatte erhebliche Mühe mich unter Kontrolle zu bringen, um nicht jetzt gleich zu kommen.

Ich begann Vanessa erneut zu küssen und während Sie mein Glied weiter bearbeitete, öffnete ich mit einer Hand den Verschluss Ihres BHs , den ich über die Schultern nach unten zerrte, mit der anderen Hand öffnete ich den Rest von dem Reißverschluss Ihrer Hose. Nachdem der erste Wiederstand Ihrer Hüften überwunden war, rutschte die Hose, bis auf Ihre Schuhe nach unten.

Nun stand Vanessa nur noch mit dem Slip bekleidet vor mir, ich konnte ungehindert vorn in den Slip eindringen und über Ihren herrlich rasierte Muschi fahren. Vanessa spreizte ein wenig Ihre Beine, ich streichelte über dem Slip an Ihrer Furche entlang, wo sich schon eine feuchte Stelle gebildet hatte, die ich sofort genauer untersuchte. Die Hand fuhr unter den Saum des Slips an den Schamlippen entlang und mit sanften Druck ließ ich einen Finger in Ihrer Scheide eindringen. Mein Finger glitt vor und zurück, jede Bewegung bei dem Herausziehen des Fingers verursachte, ein lautes Schmatzen Ihrer Möse und bei Vanessa ein Stöhnen.

Ich musste Vanessa nun einfach haben und das sagte ich Ihr auch unverblümt, Vanessa lächelte, zog sich den Slip herunter und drehte sich um. Sie hielt sich mit beiden Händen an der Spüle fest und reckte mir, mit gespreizten Beinen, den Po entgegen. Ich stellte mich hinter Sie, mein Glied rieb an Ihren Hintern entlang, Ihre Möse tropfte mittlerweile und ohne mich viel anstrengen zu müssen verschwand die Spitze meines Glieds in Vanessas Fotze. Vanessa ließ Ihren Oberkörper ganz auf die Spüle fallen, ich fasste Sie an Ihren Hüften , mit heftigen Stößen wurde Ihre Vagina ausgefüllt, das Glied schmatzte bei jedem Ein und Ausfahren und Vanessas stöhnen wurde immer lauter.

Ich umfasste Vanessas Brüste unter Ihren Armen hindurch und genoss es mit Ihren Nippeln zu spielen, während ich gleichzeitig Ihren kleinen Hintern beim bumsen beobachtete. Das Spiel mit Ihren Brüsten , die ich weiter streichelte , brachte mich endgültig zur Explosion , ich spürte den nahenden Orgasmus, hatte jedoch keine Chance Ihn noch länger heraus zu zögern, mit einem lauten Stöhnen spritzte ich mein Sperma in Vanessa hinein. Ich spürte, dass es gar nicht abebben mochte und fragte mich, ob Vanessas Fotze, mein ganzes Sperma überhaupt aufnehmen konnte, da bemerkte ich schon, wie ein großer Teil an Ihren Beinen entlang nach unten lief.

Auch Vanessa schien zeitgleich den Höhepunkt erreicht zu haben, Ihr Hintern wackelte gewaltig von rechts nach links und aus Ihrem Stöhnen wurde ein lautes Schreien, als es Ihr kam, rutschte Sie mit Ihren Füßen weiter nach vorne. In diesem Moment hatte ich Ihre Hüften losgelassen, gleichzeitig jedoch heftig zugestoßen, ich drückte Vanessas Po nach vorne und Sie rutschte mit den Händen von der glitschigen Spüle ab. Irgendwie hatte Sie das Gleichgewicht verloren, jedenfalls fielen Töpfe, Pfannen und jede Menge Besteck von der Aluarbeitsplatte, als Vanessa versuchte sich irgendwo fest zuhalten und diese dabei von Ihrem angestammten Platz, auf den Fußboden beförderte.

Es gab ein lautes scheppern, als alles auf dem Fußboden ankam, eine kurze Schrecksekunde und mein Glied rutschte aus Vanessas Scheide, da Sie sich ein wenig zur Seite bewegt hatte. Unter einigen Lachern gab Vanessa mir einen Kuss und setzte Unser Liebesspiel gleich wieder fort, in dem Sie mein Glied in die Hand nahm und mit geübten Händen dafür sorgte, das es wieder steif genug wurde, um es in Ihre Scheide einzuführen.

Es überraschte mich selbst, das Ihr dies auf Anhieb gelang, da ich eigentlich eine Ruhepause benötigte, aber Vanessa erregte mich derart, dass es kein Problem war, meinen Freund wieder hinzubekommen.

Ich steckte Ihn auch gleich wieder rein, bevor die neu gewonnene Ausdauer nachlassen könnte, Vanessa war mittlerweile patschnass und das Schmatzen verstärkte sich immer weiter, immer wenn das Glied in Vanessa versenkt wurde gab es diese Geräusche, die mich nur weiter aufgeilten.

Mittlerweile hatte ich Ihre Hüften wieder fest umfangen und beobachtete Ihren Hintern während wir bumsten, der ausgepackt irgendwie kleiner wirkte. Wenn Vanessa Ihre Hose anhatte wirkte er breiter, einfach voluminöser, schwer zu beschreiben, jetzt war er so klein und fast schon zerbrechlich.

Ich fuhr mit meinen Fingern über Ihre Tätowierung, Vanessa hatte ein richtig schönes Arschgeweih, auf das Sie mächtig stolz war, fuhr weiter über den Ansatz Ihrer Po Ritze und verweilte mit dem Finger über Ihrem Po Loch, das ich umkreiste und leicht eine Fingerkuppe dagegen drückte.

Vanessa stöhnte mit einem spitzen Schrei auf und gurrte: " Was hast Du vor, was machst Du da? ", ich entgegnete gar nichts, zog mein Glied aus Ihrer Fotze, drehte Sie an den Schultern zu mir und küsste Sie.

Während meine Hand ihren Rücken hinabfuhr, Ihren Hintern streichelte und weiter mit einem Finger über Ihre Schamlippen fuhr, um den nun befeuchteten Finger in Ihr Po Loch einzuführen. Es gab erst einen kleinen Wiederstand und Vanessa kniff Ihre Pobacken zusammen, um Sie dann doch wieder zu öffnen und die Beine weiter zu spreizen, wobei Sie den Hintern etwas mehr zu mir streckte. Ich konnte nun nachdem Vanessa sich wieder umgedreht hatte, Ihren Hintern mitsamt Ihrem Po Loch fingern. Vanessa schien Gefallen daran zu finden und der anfängliche Schmerz schien Ihrer Geilheit zu weichen, denn aus den schmerzhaften Aufschreien, wurde nun ein schnurren, ähnlich dem einer Katze, die sich wohlfühlt.

Ich hatte bald den ganzen Finger in Vanessas Po Loch und machte leichte Fickbewegungen, was Vanessa dazu brachte Ihren Hintern mal rechts und mal links zu drehen und das Schnurren wurde lauter.

Ich setzte mein Glied vorsichtig an Vanessas Po an, glitt vorsichtig mit der Schwanzspitze ein Stück hinein, Vanessa verstärkte den Druck, indem Sie Ihren Hintern noch mehr reckte, mein Schwanz rutschte immer tiefer in Ihren Hintern hinein. Vanessa war sehr eng gebaut, aber es wurde mit jedem Stoß besser und irgendwann konnte ich, nachdem Vanessas Po Loch geweitet war, kräftiger zustoßen.

Ich musste nun Vanessa sehr fest an den Hüften halten, um nicht umzufallen, denn noch immer hatten wir unsere Hosen um die Füße baumeln, vor lauter Geilheit hatten wir keine Zeit diese ganz auszuziehen und die Stöße wurden heftiger, da auch Vanessa Ihren Hintern hin und her bewegte, fiel es schwer noch das Gleichgewicht zu halten.

Vanessa hielt sich mit den Händen an der Spüle fest, Ihr Hintern war mir weit entgegen gestreckt und mein Schwanz fuhr in Ihren Hintern ein und aus, es war einfach nur geil, Vanessa in den Arsch zu vögeln, zumal es Ihr auch sichtlich gefiel. Ich musste kurz daran denken, das Vanessa mich vor nicht allzu langer Zeit, an fast dem gleichen Ort, in die Freuden des Analverkehrs eingewiesen hatte und ich war ein gelehriger Schüler und Vanessa ein guter Lehrmeister, diese Art von Sex machte Uns beiden Spaß.

Ich spürte wie Vanessa zu einem weiteren Orgasmus kam und das teilte Sie mir auch mit, " Höre ja nicht auf, ich bin gleich so weit, mache weiter so." Vanessas Orgasmus war gewaltig und Sie schrie Ihn heraus, ich konnte nicht mehr, auch bei mir war es soweit. Ich zog im letzten Moment bevor ich abspritzen musste, meinen Schwanz heraus und spritzte über Vanessas Hintern ab. Ich verrieb mit der Schwanzspitze das Sperma auf Vanessas Hintern und fuhr mit dem nun kleiner werdenden Schwanz durch Vanessas Po Ritze, wo sich der Rest des Spermas verteilte.

" Du hast mich wieder mal total eingesaut ", hauchte Vanessa, da bleibt Uns nur die gemeinsame Dusche." Jetzt erst befreiten wir Uns von den Hosen und gingen mit etwas wackeligen Beinen nach hinten in den Aufenthaltsraum, wo auch Vanessas Dusche untergebracht war.

Es wurde noch eine lange Nacht in Ihrem Notbett, wo uns beinah Ihr Mann beim bumsen erwischte.

Die Probefahrt

Ein sonniger Sommertag ist gerade angebrochen es ist herrlich warm draußen...Du bist gerade auf dem Weg zur Arbeit und bei der anstehenden Wärme schweifen die Gedanken ab und Du überlegst was der Tag so bringen wird...Für zehn Uhr hast Du einen Termin für eine Probefahrt im VW Beetle Cabrio. Der Anruf kam am Vortag und durch Zufall war das Auto auch frei...

Es war eine Damenstimme sehr freundlich und bestimmend mit einer angenehmen Wärme...wie wohl die Frau zu der Stimme aussehen mag...nette Gedanken breiten sich in deinem Kopf aus...

Die Zeit im Büro verging schnell und es war zehn Uhr...kurze Zeit später geht die Tür auf und ich komme rein...ein Lächeln...meine Haare sind offen ich trage ein Bauchfreies Top und einen engen nicht allzu langen Rock der einen langen Schlitz an der Seite hat...dazu nicht zu hohe Pomps...Du siehst sofort das ich keine Strumpfhose trage und die braune Haut schimmert in der Sonne... Langsam und im Wissen das Du mich genau beobachtest setzte ich mich dir gegenüber hin und schlage ganz langsam die Beine übereinander in dem Wissen das diese Bewegung viel von mir zeigt...ich beuge mich leicht vor...und lächle tiefgründig...Du spürst wie Dir trotz der Klimaanlage unglaublich Heiß wird und versuchst dich wieder auf den Probefahrtvertrag zu konzentrieren...Du bittest mich um meinen Führerschein und den Personalausweis und schreibst alle Daten ab...Du spürst wie ich dich dabei beobachte und genau musterst...um dir etwas kühle zu verschaffen und die Situation zu entspannen gehst Du kurz die Dokumente kopieren...

Nach ein paar Minuten kehrst Du zurück und bittest mich mitzukommen um mir das Fahrzeug zu erklären...ich willige ein und stehe langsam auf. Durch die kühle Luft der Klimaanlage zeigen sich meine

Brustwarzen deutlich durch den ganz eng anliegenden Stoff meines knappen Tops ab.

Ein weiches Lächeln huscht über mein Gesicht und wir gehen langsam hoch zum Parkdeck wo das Fahrzeug steht. Ich gehe vor dir die Treppe hoch und Du musterst jeden meiner Schritte und die Bewegungen meiner Figur...Das leichte Wippen meiner Pobacken direkt vor dir macht dich sehr an und deine Gedanken sind schon sehr weit weg.

Das leichte wippen meiner Pobacken direkt vor dir macht dich sehr an und deine Gedanken sind schon sehr weit weg...Wir gehen langsam über das Parkdeck es ist kein Mensch zu sehen...Das Cabrio steht am äußersten Ende und Du hältst dich immer leicht hinter mir um mich weiter zu beobachten. Du spürst wie ich es genieße.

Du öffnest per Fernbedienung das Fahrzeug und öffnest mir die Tür...ich lasse mich ganz langsam auf den Fahrersitz aus schwarzen Leder gleiten so das ein bisschen wieder mein Rock hochrutscht aber nur gerade so viel das es noch alles bedeckt...du kniest dich neben den Einstieg und beginnst mir das Fahrzeug zu erklären und ich höre mehr oder weniger zu.

Nach einigen Minuten stellst Du fest das ich dir fast gar nicht zugehört habe sondern mehr deine Reaktion auf meine entblößten Beine beobachtet habe...Noch denkst du dir nichts dabei und genießt einfach das was du sehen kannst und deine Gedanken. Du fragst mich ob ich noch Fragen habe und ich verneine. Du richtest dich langsam auf und schließt die Fahrertür...

mein Blick folgt dir und ich sehe bestimmt die Reaktion auf das was du von mir sehen konntest. Unsere Blicke treffen sich und Du weißt nicht was du sagen soll...Plötzlich frage ich dich ob Du denn gar nicht mitfährst.

Einen kurzen Augenblick bist Du aus der Fassung und dann bejahst Du schnell...Du setzt dich auf den Beifahrersitz und ich starte sofort.

Es geht über ein kleines Stück Autobahn und dann in Kaltenkirchen wieder ab...aber statt die Landstraße nach Hamburg zurück zu nehmen fahre ich Richtung Bad Bramstedt eine sehr verlassene Strecke.

Während der Fahrt haben wir nicht gesprochen es war durch den Fahrtwind viel zu laut aber Du konntest mich beobachten wie wieder der kühle Fahrtwind meine Brustwarzen hervortreten lässt und eine Gänsehaut auf den Beinen Schultern und am freien Bauch entsteht.

Nach kurzer Zeit schaue ich herüber, lächle und setze den Blinker. Ein kleiner Feldweg taucht rechts auf und ich verlangsame das Tempo. Deine Anspannung steigt und Du bist sehr gespannt was dich jetzt erwartet oder was ich vorhabe. Nach einigen Minuten Fahrt endet der Weg an einem kleinen Wäldchen. Durch die holperige Strecke ist mein Rock sehr hoch gerutscht und Du traust deinen Augen nicht es sieht so aus als ob ich nichts drunter trage. Ich Stoppe und mache den Wagen aus.

Es ist auf einmal ganz ruhig nur leise Musik ist aus dem Radio zu hören und ein paar Vögel die zwitschern. Ich habe Deine Blicke auf meinen Schoss bemerkt und lächle. Langsam öffne ich die Fahrertür und sage ich möchte mir kurz die Beine vertreten. Wir steigen aus und gehen über einen kleinen Trampelpfad in das Wäldchen hinein ich gehe wieder leicht vor dir und Du beobachtest mich wieder. Durch die kühle Luft unter den Bäumen bekomme ich wieder eine Gänsehaut was Du gut sehen kannst. Nach kurzer Zeit erreichen wir ein kleine Lichtung die Sonne leuchtet alles aus und es ist angenehm warm...schon fast Heiß oder es kommt Dir nur so vor. Nach einigen Metern stoppe ich, wir stehen an einem großen Baum. Du bleibst auch stehen und weiß nicht genau was dich erwartet... ich drehe mich zu dir um und setzt eines meiner Beine langsam auf einen ca. 50 cm hohen Baumstumpf so dass mein Rock leicht hochrutscht. Du trittst näher an mich heran, ich nehme Deine eine Hand und leg sie auf meinen Oberschenkel. Die braune Haut ist weich und warm.

Du hast das Gefühl Du fährst Achterbahn. Ich lächle sage aber die ganze Zeit kein Wort. Sanft streichelst Du mit den Fingerspitzen über meine Haut und ich lasse mich leicht zurückfallen und lehne mich gegen den direkt hinter mir stehenden Baum und lege den Kopf zurück in den Nacken. Du genießt die Berührung meiner Haut und streichelst sanft über sie immer weiter den Oberschenkel hinauf. Es ist ein wunderschöner Anblick zu beobachten wie die Haut glänzt und durch die Berührungen immer wieder eine Gänsehaut entsteht. Sanft gleiten deine Finger immer weiter hinauf zu meinen Hüften.

Der Rock rutscht immer weiter hoch und entblößt mich immer mehr. Du schaust an mir runter meine Brust wippt leicht und man sieht den schweren Atem der Brustkorb hebt und senkt sich stark...Du schaust weiter runter und siehst das Du Dich vorhin nicht getäuscht hast ich trage nichts unter meinem Rock. Deine Finger sind an meinem Schoss angekommen sanft lässt Du sie über die Haut oberhalb der Schamlippen gleiten sie ist weich und ganz glatt rasiert. Du kniest dich langsam hin und siehst wie erste Lusttröpfchen meine Schamlippen bedecken.

Deine Finger streichen um sie herum ganz sanft in dem Moment wo Du sie berühren willst gleitet eine meiner Hände dazwischen und Du zuckst zurück Du schaust zu mir hoch und ich lächle Dich an. Du schaust zu meiner Hand und beobachtest was sie macht.

Ich streiche sanft einige Zeit über meine Schamlippen bist ich sie sanft spreizt und anfange meinen Kitzler zu streicheln und massieren. Es erregt dich sehr mir dabei zu zusehen. Nach einigen Minuten und der spürbar zunehmenden Erregung bei uns Beiden strecke ich dir die Finger entgegen mit denen ich mich massiert habe sie sind leicht feucht. Du nimmst sie in den Mund und sauge sanft daran. Ich ziehe dein Gesicht näher an mich heran und lasse den Kopf wieder in den Nacken fallen.
Sanft entgleiten meine Finger deinem Mund und Du beugst dich weiter vor und berührst meine Schamlippen sanft mit der Zunge.

Tagträume

Sie saß an ihrem Computer, der Schreibtisch war voller Papiere. Stress war angesagt, bis nachher musste wenigstens die Hälfte der Dinge erledigt sein.
Da machte es plötzlich „beep" und ihr Handy meldete sich. Eine SMS war für sie angekommen. Neugierig geworden nahm sie das Handy drückte auf „lesen".
Wer es wohl war? Gleich erkannte sie die Nummer...ER war es!
„Ich denk an dich, ich liebe dich!"So stand es dort geschrieben. Ein lächeln ging über ihr Gesicht. Ja, sie freute sich so sehr über diese paar Worte...von IHM!
Sollte sie ihm zurückschreiben? Nein, entschied sie, jetzt noch nicht. Ein paar Minuten wollte sie sich ihren Träumen hingeben.
Sie dachte an gestern Abend.
Gestresst war sie aus dem Büro gekommen, hatte die Tür geöffnet und... Ja, und dann hatte er sie dort mit einem langen Kuss empfangen, hatte ihr den Mantel

abgenommen und sie dann ins Wohnzimmer geführt. Sanftes Kerzenlicht hatte sie empfangen. Der Tisch war gedeckt für zwei Personen, Kerzenleuchter brannten.

Er hatte alles sehr liebevoll inszeniert, hatte für sie gekocht.

„Komm, setz dich, mein Süße", seine sanfte Stimme klang an ihrem Ohr. Er geleitete sie zum Tisch, schob ihr den Stuhl ran.

„Heute verwöhn ich dich!" Er brachte das Essen, Spaghetti mit Bolognesesoße. Die aß es so gerne! Dazu einen frischen Salat, gekühlter Rosé und zum Abschluss ein kleines Dessert.

Dabei sah er ihr zu, wie sie mit großen Appetit aß.

„Schmeckt es dir?", fragte er leise. Sie nickte nur und sah ihn mit strahlenden Augen an. Woher wusste er nur, dass sie heute überhaupt keine Lust auf Kochen hatte????

Als sie zu Ende gegessen hatten nahm er sie in seine Arme, streichelte ihr über das Haar, küsste zärtlich ihre Lippen. Sie öffneten sich, ihre Zungen verschmolzen... Stöhnend drängte sie sich an ihn. Seine zärtlichen Hände strichen über ihren Rücken.

„Komm Geliebte, der Abend ist noch nicht zu Ende." Sie hörte seine leise Stimme. Er zog sie ins Schlafzimmer. Auch hier sanfter Kerzenschimmer. Seine Hände strichen über ihre Brüste. Er öffnete ihre Bluse, streichelte mit den Finger über ihren BH. Sie spürte wie sich ihre Warzen verhärteten. Ein Stöhnen entrang ihr. Er lachte leise, küsste ihren Mund.

„Komm", flüsterte er an ihrem Ohr, öffnete ihren Büstenhalter. Seine Finger strichen über ihre nackten Brüste. Sie stöhnte leise, als er sanft an ihnen mit den Zähnen zu knabbern begann. Seine Finger glitten tiefer....

Oh, sollte sie sich diesen Träumen weiter hingeben????
Sie dachte nach, entschied, ja... das wollte sie!
Wieder spürte sie seine zärtlichen Hände, wie sie ihre Hose öffneten, sie hinunter zogen, ihr die Strümpfe abstreiften, langsam den Slip über den Po zogen.
Sie dachte an seine weichen Finger, wie sie die Oberschenkel hinauf strichen, ganz langsam...Wie sie ihren Schoß erreichten, ein klein wenig eindrangen.
„Gib dich mir ganz hin, genieße, öffne dich!! Sie meinte seine Stimme zu hören, spürte die Finger von ihm an ihrer Lustgrotte.
Er nahm sie hoch und legte sie aufs Bett, zog schnell seine Sachen aus.
Ihr Körper sah so wunderschön im Kerzenschein aus.
Er legte sich neben sie, nahm ihre Hand und legte sie auf seinen erigierten Luststab. Ihre Finger umschlossen ihn sanft. Jetzt musste er aufstöhnen, als ihre weiche Hand ihn auf und ab streichelte.
„Noch nicht, erst möchte ich dich verwöhnen;" hörte sie ihn leise sagen.
Er küsste sie sanft auf den Mund, seine Lippen wanderten an ihren Hals entlang zu ihren Brüsten... Vorsichtig knabberte er, seine Lippen wanderten weiter, über ihren Bauch zu den Gefilden der Lust.
Vorsichtig öffnete er ihren Schoß, strich mit den Finger über ihre Lustgrotte. Sie war schon sehr feucht, bereit für seine Zärtlichkeiten.
Mit seinen Fingern öffnete er sehr zärtlich ihre zarten Lippen. Seine Zunge strich über ihre Perle der Lust. Sie stöhnte leise auf, als er sie dort zu verwöhnen begann.
Mit den Fingern drang er vorsichtig in ihre feuchte Lusthöhle ein, begann sie auch dort zu verwöhnen.
Sie wand sich unter seinen streichelnden Fingern, seinen zarten Liebkosungen. Sie spürte, dass sie es nicht

mehr lange aushalten würde, fühlte dass sie gleich zum Orgasmus kommen würde.

Er hörte ihr lustvolles Stöhnen, hörte ihren schnellen Atem, spürte das Spiel ihrer Muskeln. Sanft strich seine Zunge über ihre Lustperle... spürte das Zucken ihres Inneren, hörte ihr leises Aufstöhnen als sie kam... fühlte ihre Feuchtigkeit, die seine Finger benetzten. Ihre Hände strichen durch seine Haare.

Sie zog ihn hoch zu sich, küsste seinen Mund, spürte ihren eignen Geschmack.

Ihre Beine umschlossen seinen Körper. Sie nahm seinen harten Stab und führte ihn in ihre heiße Lustgrotte. Tief drang er in sie ein, spürte noch ihre zuckenden Vaginawände an seinem harten Freudenspender.

Er fand seinen Rhythmus, sie kam ihm so wundervoll entgegen, ihr Körper stemmte sich ihm entgegen. Sie wollte ihn fühlen, wollte das sich in ihr ergießt, wollte, das sich ihre Säfte vermischen.

Sie hörte seinen Atem an ihrem Ohr, spürte daran dass er auch gleich seinen Höhepunkt der Lust hatte.

„Komm Geliebter, gib dich mir hin, gib mir deinen Saft, erfülle mich!" Er hörte ihre leise Stimme, bewegte sich schneller, spürte dass auch sie noch einmal zum Höhepunkt kam.

Und dann hielt er es nicht mehr aus, ergoss sich mit einem Aufstöhnen in sie.

Er lag auf ihr, sie spürte sein wundervolles Gewicht auf sich. Ja, so liebte sie es, ihn so dicht zu fühlen, ihn zu spüren... Sie küssten sich, ihre Augen strahlten.

„Du hast mich sehr glücklich gemacht", sagte sie leise.

Er nahm sie in seine Arme, streichelte über ihre zarten Brüste, strich mit der Hand über ihren Bauch. Sie schmiegte sich ganz fest in seine Arme.

Das Schrillen des Telefons riss sie aus ihren Träumen.

Der Brief

Die ersten Sonnenstrahlen des Tages stehlen sich durchs Fenster und es kribbelt leicht in meiner Nase!

Mit noch geschlossenen Augen greife ich rüber zu dir, finde aber leider nur einen Brief auf deinem leeren Kopfkissen vor. Schade, hätte ich mich doch zu gern an dich gekuschelt um deine Wärme und Nähe zu genießen!

Noch etwas verschlafen greife ich nach meiner Brille; lese deine sehr lieben, innigen und voll Erotik knisternden Zeilen; in denen du mir schreibst, wie gern du mich nach dem Aufwachen verwöhnt hättest. In allen Einzelheiten hast du mir detailliert geschrieben, wie du mit deiner Zunge meinen Körper erkundet hättest; wie deine Finger meinen großen, weichen Busen und meine morgens immer leicht erregte Lusthöhle erforscht hätten, um mich zu guter Letzt leidenschaftlich und hemmungslos zu nehmen. Doch leider musstest du zu einem wichtigen, nicht eingeplanten Termin und weiß nicht, wann du bei mir sein kannst!

Jede einzelne Silbe deiner erregenden Worte lässt mich unruhiger und heißer werden, so dass es nicht lange dauert bis es zwischen meinen Schenkeln feucht und warm wird und sich meine Nippel langsam aufstellen. Ich lege meine Brille bei Seite, benetze mit meinem Mund meine Fingerspitzen und fange an, meine Nippel zu streicheln, sie zu zwirbeln und ab und zu gleite ich mit meinem Kinn Richtung Brustwarzen, um sie mit meiner Zunge zu umspielen. Meine ganzer Körper kribbelt und meine Lust steigert sich so sehr, dass ich nach dem gut duftenden Öl auf meinem Nachtisch greife und langsam einen dünnen Strahl über meinen

Busen laufen lasse...direkt über die Brustwarzen, die sich durch dieses irre Feeling noch mehr aufrichten und härter werden!

Mit beiden Händen knete ich sie, drück sie fest zusammen, wobei ich meinen schönen dicken, langen Dildo nehme und ihn dazwischen lege. Oh jaaaa, so würde ich jetzt gern deinen Luststab zwischen meinen Brüsten spüren...hmmmmmmm Meine rechte Hand massiert meinen Busen weiter und mit der linken Hand führe ich den Dildo langsam Richtung meiner vor Lust pochenden Vulva. Mit geschlossenen Augen und mit all meinen Sinnen genieße ich das kribbelnde Gefühl, gleich ganz ausgefüllt zu sein und plötzlich.........spüre ich deine Lippen an meinem Busen, deine Zunge wie sie meine Warzen umspielt und wie du an ihnen knabberst!

Wahnsinn, ich kann mich kaum halten vor Erregung, so sehr erregt es mich, dich zu spüren.

Auch die Führung für den Dildo nimmst du mir aus der Hand, und sagst mir ganz leise, dass ich nichts tun soll; wobei du weiter mit deinem Mund meine Nippel saugst und sie lang ziehst und den Dildo ganz langsam über meinen Kitzler gleiten lässt bis zu meiner Rosette. Immer wieder streichelst du mit ihm durch die feuchte Spalte und lässt die Spitze immer wieder vor meiner feuchten Öffnung verweilen. Mein Schoss streckt sich dem Dildo immer mehr entgegen; du spürst, dass ich ihn ganz in mir haben möchte - das lässt dich nicht kalt und du beugst dich runter zu meinem Schoss, lässt endlich deine wilde Zunge um meinen Kitzler kreisen und stößt mir den Dildo ganz tief und bis zum Anschlag in meine feuchte Höhle. Ganz langsam ziehst du ihn wieder raus, um ihn dann auch wieder mit einem kräftigen Stoß in mich zu schieben - und plötzlich fällt dir mein kleiner Vibrator ein, der sehr gut für kleine anale Reize geeignet ist. Während du den Dildo ganz in mir lässt, greifst du kurz zu dem kleinen Schränkchen in dem wir unser Liebesspielzeug verstaut haben und holst den kleinen Vib raus, überprüfst ob die Batterien noch okay sind und beugst dich dann wieder über mich. Sofort greife ich mir deinen Luststab um ihn mit meinen Händen, die ich zwischendurch mit dem Öl benetzt habe, ganz zärtlich zu massieren, zu reiben und deine Glocken mit meinen Lippen zu verwöhnen. Deine Zunge spielt schon wieder mit meinem Kitzler, der sehr groß und hart ist; den Dildo lässt du in meiner Liebesgrotte kreisen um ihn dann langsam raus zuziehen. Nun übernimmt deine Zunge den Platz vom Dildo und du leckst mich richtig tief aus, schleckst meinen Saft und spielst mit dem kleinen Vib an meiner Rosette, lässt ihn rotierend langsam in meinen Po eindringen; schiebst ihn ganz langsam immer tiefer; dann wieder rein und wieder raus.

Dein süßer pendelt direkt vor meinem Gesicht, schon sehr prall und mit einer glänzenden Eichel; die mich dazu einlädt wiederum meine Zungenspitze über sie gleiten zu lassen und dann meine weichen Lippen zu öffnen, damit sie sich langsam um deine Eichel schließen. Mit einer Hand massiere ich dir dabei deine beiden Glocken und ein Finger wandert zwischen deine Po Ritze, weil ich zu gut weiß wie sehr dich das erregt! Immer wieder streichelt meine Zunge deine kleine Öffnung auf deiner Eichel und ich spüre wie die Kombination vom lecken, saugen und dem leichten Eindringen meines Fingers in deine Rosette deinen süßen zu noch mehr Größe und Härte wachsen lässt.

Das macht mich alles so heiß, dass mich endlich ein erster Höhepunkt am ganzen Körper erzittern lässt und ich habe das Gefühl, mein Liebessaft würde den Dildo in mir schwimmen lassen.

Unsere Erregung ist an einem Punkt angekommen, wo wir beide nur noch eines wollen; in einander verschmelzen, die Nähe, Wärme und den Geruch der Leidenschaft des Partners genießen. Erst entziehst du mir den kleinen Vib, aber ganz langsam um mir dieses irre Feeling noch ein wenig zu erhalten; dann drehst du dich zu meinem Gesicht, um mich leidenschaftlich zu küssen.

Ich schmecke meinen süßlich-herben Geschmack auf deinen Lippen, was mich zusätzlich erregt und ich kann es nicht mehr erwarten, deinen Stab in meiner Liebeshöhle zu empfangen.

Du rollst dich auf den Rücken und ziehst mich über dich und unsere Zungen tanzen einen wilden Tanz miteinander. Fast senkrecht nach oben zeigt dein Freudenstab und ich nutze die Situation, beuge mich etwas über dich um mich auf deinen süßen gleiten zu lassen. Meine Feuchtigkeit ist so extrem, dass dir mein Saft auf deine Eichel tropft, die selber schon vor Lust von den ersten Freudentropfen glänzt. Mit weit gespreizten Schenkeln setze ich mich auf deinen Zauberstab, immer tiefer dringst du in mich ein, bis ich mein Becken auf deinen Lenden presse. Du umfasst mich an meinen prallen Pobacken und hebst mich ein wenig an, um die Kontrolle zu übernehmen.

Immer stärker, hemmungsloser und schneller werden deine Stöße, immer wilder und lauter mein Stöhnen und schreien vor lauter Ekstase und Wollust - bis wir beide das unverkennbare Kribbeln im Unterleib spüren.

In einem Orgasmus, fast so kräftig wie die Eruption eines Vulkans; begleitet von einem innigen Kuss; explodieren wir beide in einem Orgasmus, der uns alles um uns herum vergessen lässt. Unsere Säfte vereinen sich in den Tiefen meiner Lusthöhle und du stößt mich immer noch ganz langsam und lässt dadurch die

Wogen der Erregung nur sehr, sehr langsam in mir abklingen.

Ich sinke auf deinem Brustkorb zusammen, rieche unseren Schweiß Leidenschaft; total ermattet und glücklich, noch vollkommen abwesend rollen wir uns zusammen auf die Seite und dein Luststab gleitet ganz langsam aus seinem süßen, feuchten Versteck.

Vollkommen glücklich und von unserem Liebespiel doch etwas ausgezehrt, fallen wir beide Arm in Arm in einen entspannten Schlaf - um Stunden später mit neuem Elan zusammen aufzuwachen und wie sollte es anders sein......gehen wir zusammen unter die Dusche, wo wir dort anfangen, wo wir vor einigen Stunden aufgehört haben.

Das Rollenspiel

Es hat sich seit meiner Bundeswehrzeit viel getan in meinem Leben. Ich habe einen Meistertitel im Handwerk erworben, schon bald darauf geheiratet und vor einem Jahr das Geschäft meines ehemaligen Arbeitgebers übernommen. Die Wehrzeit mit eingerechnet sind noch keine fünf Jahre vergangen. Alles ging fast schon zu schnell.

Jetzt bin ich selbstständig und muss zusehen, dass ich den Kredit welchen ich für die Finanzierung der Geschäftsübernahme aufgenommen habe schnellstmöglich zurückzahle, bevor mich die Zinsen auffressen. Außerdem ist mit den Banken nicht zu scherzen, denn wenn man beim Abzahlen eines Kredites in Verzug kommt wird mancher Bankchef schnell zur Hyäne und geht über Leichen. Also, muss versucht man möglichst viele Kunden in sein Geschäft ziehen und neu gewonnene Kunden zu halten.

Glücklicherweise brauche ich keinen komplett neuen Kundenstamm aufzubauen, denn viele Kunden kennen mich schon aus meiner Zeit als Werkstattmeister. Von Vorteil ist es auch, dass mein ehemaliger Chef das Geschäft kurz vor seiner Übergabe noch einmal modernisierte, so dass ich über helle und attraktive Geschäftsräume verfüge. Obwohl ich einen weiteren Mitarbeiter gebrauchen könnte, kann ich diesen erst einstellen, wenn ein Großteil der Kredite beglichen ist. Daher muss ich oft abends länger oder auch an Wochenenden arbeiten, da ich mich tagsüber um den Verkauf kümmern muss. So bleibt mir nur die Zeit nach Feierabend um den Schriftverkehr, die Ersatzteilversorgung und Reparaturen durchzuführen.

Da wir noch keine Kinder haben, kommt meine Frau häufiger noch einmal vorbei um mir das Abendessen zu bringen und mir Gesellschaft zu leisten bzw. Büroarbeit abzunehmen. Durch das Geschäft habe ich natürlich heute wesentlich weniger Zeit für meine Frau und meine Freunde. So oft wie möglich gehen wir deshalb zum gemeinsamen wöchentlichen Stammtisch um uns mit unseren Freunden zu treffen, denn nur ungern würden wir den Kontakt zu ihnen verlieren. Häufiger kommen schon einmal die Freunde nach Feierabend auf ein Bier in meine Werkstatt. Durch die viele Arbeit und das Späte nach Hause kommen haben sich ganz allmählich Spannungen in unsere Ehe eingeschlichen. Meine Frau Sabine möchte gerne etwas Zärtlichkeit, doch ich bin abends geschafft.

"Wenn das so weitergeht muss ich mir noch einen Lover suchen" frotzelte sie schon seit Längerem.

Ich machte mir schon ernste Gedanken über Sabines Bemerkungen, aber ich wusste ganz genau, wenn ich abends früher Schluss machen würde, könnte ich die Reparaturen nicht fertig stellen und somit Kunden verlieren. Geringere Einnahmen und Probleme bei der Kreditabzahlung wären die Folgen. Ich war in einer verdammten Zwickmühle.

Da ich viel Arbeit hatte stand ich also auch an diesem Sonntag wieder gegen sechs Uhr auf, um die Kurve zu bekommen. Es war ein schöner sonniger Morgen Ende Mai als ich mich verabschiedete.

"Bleib noch liegen. Ich hole mir mein Frühstück beim Sonntagsbäcker, mittags lasse ich mir eine Pizza bringen. Du kannst bei dem Superwetter ja ins Schwimmbad gehen." sagte ich zu ihr.

"Mal sehen, was ich heute mache. Ich denke ich schaue heute Nachmittag mal bei dir rein, wenn ich unseren Hund ausführe." antwortete sie, drehte sich zur Seite und schlief weiter.

Kurz nach vierzehn Uhr öffnete sich die Werkstatttür und Sabine kam mit Barry unserem Hund herein, welcher sich gleich ein kühles Plätzchen suchte, da es ihm heute scheinbar zu heiß war. Sabine trug ein kurzes, leichtes, blumiges Sommerkleid. Deutlich zeichnete sich ihr Busen durch den dünnen Stoff ab und wenn sie gegen die Sonnen stand konnte man sogar ihre Figur erkennen.

"Meister, sie müssen mir unbedingt noch heute nach meinem Roller schauen. Ich benötige ihn morgen früh wieder um auf die Arbeit zu kommen."

Erst begriff ich nicht was sie wollte, doch dann wurde mir klar, dass sie wieder einmal eines, der von ihr so geliebten Rollenspiele aufführte. Sabine verkleidete sich gerne und schlüpfte gerne in andere Rollen und dies nicht nur zu Karneval. Auch ich liebe ihre Rollenspiele, denn dann habe ich in nicht nur in meiner Phantasie eine andere Frau.

"Ich würde ihnen ja gerne helfen, aber ich bin total ausgebucht." gab ich zur Antwort. "Ich wüsste nicht, wie ich ihren Auftrag noch dazwischen schieben sollte."

"Auch dann nicht, wenn ich ihnen ein extravagantes Trinkgeld verspreche?" fragte sie und strich dabei über ihre Oberschenkel.

"Der Gedanke reizt mich schon, doch wenn ich mich erweichen lasse komme ich in Terminschwierigkeiten." druckste ich herum.

"Na dann wird sich wohl ihr Mitbewerber das Trinkgeld einstecken" antwortete sie keck.

"Ok, sie haben gewonnen! Dann will ich mir ihren Roller einmal auf die Bühne holen. Was hat ihr Fahrzeug denn für einen Fehler?" fragte ich während ich unseren Reiseroller auf die Bühne schob.

"Das vordere Licht brennt nicht und der Roller müsste einfach einmal kurz überprüft werden, ob sonst noch alles in Ordnung ist." antwortete sie und setzte sich auf den aufgebockten Roller wobei sie ihr Kleid soweit nach oben zog, dass ihr Slip zu sehen war. "Verdammt ist das heiß in ihrer Werkstatt." sagte sie und öffnete die Knöpfe ihres Kleides gerade soweit, dass ich ihren Busen sehen konnte, ihre Brustwarzen aber gerade noch so verdeckt waren.

Ich tat so, als ob ich den Roller instand setzen würde. "So fertig. Funktioniert wieder alles. Ich gehe mir erst einmal die Finger waschen, damit ich ihnen die Rechnung erstellen kann." sagte ich und verschwand.

Als ich zurückkam saß Sabine noch immer auf dem Roller, die Beine lässig übereinander-geschlagen. Sie strich sich durch das Haar als sie mich spitzbübig fragte, ob ich nicht erst einmal das Trinkgeld kassieren möchte, bevor ich ihr die Rechnung stelle. Da sie die Hände hinter dem Kopf hatte wurde der Stoff ihres Kleides gespannt. Hierdurch zeichnete ihr Busen noch deutlicher ab. Der Anblick reizte mich und ich merkte, wie sich mein kleiner im Overall eingesperrter Freund meldete. Wie von Geisterhand öffnete sich ein weiterer Knopf ihres Kleides und ihr Busen sprang ins Freie.

"Gefallen sie dir?" fragte sie. "Du darfst sie ruhig anfassen. Du kannst sie nicht kaputtmachen."

Dies ließ ich mir nicht zweimal sagen und so massierte ich ihren Busen mit meinen Händen so lange, bis ihre Nippel sich verhärteten. Ich saugte ihre Brustwarzen mit meinen Lippen und knapperte mit den Zähnen daran. Immer wieder befeuchtete ich ihre Nippel mit meiner Zunge. Sabine hatte ihre Hände auf meinen Kopf gelegt und führte mich so abwechselnd von einem Busen zum anderen. Dieses Spiel erregte nicht nur Sabine, sondern auch mich was an dem Pulsieren in meiner Hose zu spüren war. Jetzt wollte ich mehr und ohne von ihrem Busen abzulassen öffnete ich Knopf für Knopf ihres Sommerkleides. "So ein Luder", dachte ich, als sie ihre Schenkel etwas spreizte und sich das Kleid öffnete "da hat sie doch in der Zeit in der ich mir die Hände gewaschen habe den Slip ausgezogen."

Ich streichelte ihr die Innenseite ihrer Oberschenkel ohne dabei ihre Muschi zu berühren während ich aber immer noch ihre Nippel saugte. Nach wie vor lagen ihre Hände auf meinem Kopf und so war sie es, die meinen Kopf zwischen ihre Schenkel führte.

Sie schnurrte wie eine Katze als ich ihr die Schamlippen auseinander zog umso besser an ihren Lustspender zu gelangen. Abwechselnd rieb ich ihre Knospe mit meiner Zunge und dann wieder mit meinem Zeigefinger. "Jaah, das ist gut. Mach weiter so, ich mag das." jauchzte

Sabine. Aus ihrer Spalte floss schon ein kleiner Rinnsal, welcher sich seinen Weg über die Innenseite ihrer Schenkel suchte und auf der Sitzbank des Rollers eine kleine Pfütze hinterließ. "Es wird langsam unbequem. Komm lass uns die zweite Bühne als Liege nutzen." empfahl Sabine.

Schnell legte ich eine Decke auf die Bühne damit man nicht so hart auf dem kalten Metall liegen musste. Ich war kaum fertig, da drückte mich Sabine mit meinem Rücken auf die Bühne, ließ ihr Kleid zu Boden gleiten und setzte sich breitbeinig über mein Gesicht. Mit beiden Händen zog sie ihre Schamlippen auseinander und sagte: "So jetzt kannst du mit deiner Inspektion fortfahren." Immer wieder ließ sie ihr Becken kreisen, während ich meine Zunge in ihre heiße Spalte steckte. Ich merkte Sabine an, dass sie diese Behandlung vermisst hatte, es jetzt umso mehr genoss und auskostete. Mein ganzes Gesicht war total nass als sie erhob und sich neben die Bühne stellte. Sie griff nach dem Bedienteil der Bühne und fuhr die Bühne in die Höhe.

"So Meister, jetzt werden wir einmal ihren Kompressionsdruckprüfer auspacken, denn sie wollen ja nachher sicherlich noch meine Verdichtung messen." scherzte sie und öffnete dabei den Reißverschluss meines Overalls. "Der liegt aber gut in der Hand", flachste sie während sie meine Vorhaut zurückzog und meinen Ständer fleißig massierte. "Ich werde jetzt erst einmal testen, ob der auch genau anzeigt." Schon hatte sie ihre Lippen über meinen kleinen Freund gestülpt und begann fleißig daran zu saugen. Immer wieder nahm sie ihn ganz tief in den Mund um gleich anschließend mit ihrer Zunge meine Eichel und meinen Schaft zu lecken. Ich genoss die Behandlung in vollen Zügen.

"So ich denke, wir tauschen einmal die Plätze, damit ich den Verdichtungstest durchführen kann. Von dem ordnungsgemäßen Zustand des Testgerätes haben sie sich ja sicherlich überzeugt. Legen sie sich auf den Rücken."

"Praktisch so eine Arbeitsbühne", dachte ich während ich diese soweit abließ, dass mein Schweif genau vor Sabines Spalte lag. "Man sollte echt höhenverstellbare Betten erfinden. Dadurch hätte man sicher viel mehr Spaß beim Vögeln."

"So dann wollen wir einmal." sagte ich und zog Sabine ganz dicht an mich heran und spreizte ihre Beine. Fast wie von selbst rutschte mein Schwanz in ihre Muschi. Langsam bewegte ich mich vor und soweit zurück, dass meine Eichel fast vollständig aus ihrer Vagina herauskam, um anschließend wieder vollständig in sie einzudringen. Immer wieder stieß ich zu ohne mich dabei zu überreizen, denn ich wollte ja nicht zu schnell kommen.

Da ich ihre Muschi noch intensiver spüren wollte zog ich ihre Beine nach oben und legte sie auf meine Schultern. Hierdurch spürte Sabine auch meinen Schwanz viel intensiver in ihrer Möse.

"Ooh mein Gott ich komme" schrie Sabine. Ihre Möse zuckte und massierte meinen Ständer somit noch intensiver.

Mit beiden Händen krallte sich Sabine an der Bühne fest und schrie immer wieder: "jaah das tut gut, fick´ weiter so lange du noch kannst. Schieb in mir ganz tief rein und lass ihn drin. Ich will ihn ganz in mir spüren. Massiere mir meine Brüste. Ja mach, das ist so geil."

Ich war stolz, Sabine seit langem wieder mal einen richtigen Orgasmus besorgt zu haben, ohne dass ich vorher abgespritzt hatte. An ihrem Gesichtsausdruck und ihrem vulgären Ausdruck merke ich immer, dass sie einen Superorgasmus hat.

Ich liebe ihre teilweise ordinäre Aussprache beim Sex, weil diese mich anmacht. "Ich komme gleich, ich spür´s schon." rief ich und zog meinen Schwanz aus ihrer Muschi.

"Warte noch einen kleinen Moment" rief sie und hüpfte von der Bühne. Ruckzuck hatte sie meinen Schwanz in ihren Mund genommen und lutschte vergnüglich daran, bis ich kam.

Erst als sie den ersten Spritzer meines Liebessaftes mit ihrem Mund aufgenommen hatte, ließ sie meinen Schwanz frei. Die weiteren Spritzer landeten in ihrem Gesicht und an ihrem Hals. Von dort tropften sie auf ihren Busen. Noch bevor sie den letzten Tropfen aus mir herausgepumpt hatte, umschlossen ihre Lippen erneut um meinen Schaft, damit sie meine letzten Tropfen noch aufnehmen konnte. Sie mochte es meinen Saft zu kosten. Erst als sie merkte wie er langsam erschlaffte gab sie meinen Schwanz wieder frei.

Frech schaute sie mich an als sie fragte: "Na, sind sie mit dem Trinkgeld zufrieden?"

"Und ob", gab ich zur Antwort. "Bei einem solchen großzügigen Trinkgeld dürfen sie ruhig öfters sonntags mal hereinschauen. Ich denke, auch mit der Rechnung sind wir quitt."

Dass ich nach diesem "Trinkgeld" keine Lust mehr hatte noch etwas zu arbeiten dürfte jedem einleuchten. Also beseitigten wir alle Spuren unseres erotischen Nachmittags, damit meine Mitarbeiter am nächsten Morgen nicht mitbekommen, was hier während ihrer Abwesenheit ablief.

Den Einzigen, den dieser Nachmittag total unberührt ließ war unser Hund. Er lag noch immer an seinem kühlen Platz und schnarchte seelenruhig vor sich hin.

Ich denke aber, wenn ihm die richtige Hündin über den Weg läuft wird es auch bei ihm wichtigere Dinge wie Schlafen geben.

Der Weihnachtsengel

Wie in den vergangen Jahren, fand die Weihnachtsfeier unserer Niederlassung wieder mit den Kollegen aus der Zentrale statt. Für mich ist das immer eine Freude, denn so trifft man die Kollegen und Kolleginnen immer mal wieder, denn schließlich habe ich über zwei Jahre in der Zentrale gearbeitet. In diesem Jahr fand das Ganze im Bowling-Center statt, zu Beginn wurde ein kleiner Sektempfang ausgerichtet, wo sich alle begrüßten. Direkt stürzte Frau Dannheimer auf mich zu, sie ist die Chef-Sekretärin und stellt mir die die neue Auszubildende vor. Frau Dannheimer war sehr anreizend gekleidet, mit einem schwarzen Leder-Mini und einer tief geschnittenen Bluse so dass mein Blick direkt in ihr Dekolleté rutschte. Auch die Auszubildende geizte nicht mit Reizen, sie trug eine helle Seidenbluse, durch die ihre Brüste zu erahnen war, und einen sehr knappen Jeans-Rock. Ich ging danach erst mal die restlichen Kollegen begrüßen, allerdings konnte ich den Blick nicht von Frau Dannheimer und der Auszubildenden lassen, die beiden schauten auch immer wieder zu mir und tuschelten etwas. In diesem Moment fing ich an zu überlegen, wie alt Frau Dannheimer den wohl sein mag, ich wusste von meiner früheren Dienstzeit in der Zentrale, dass sie auch schon bei der Firma gelernt hatte und vor ca. 2 Jahren ihr 25 jähriges Dienstjubiläum hatte, also müsste sie so zwischen 48 und 50 sein und dann ist sehr attraktiv! Es verging etwas Zeit bevor wie die reservierten Bowlingbahnen betreten konnten, und immer wieder kreuzten sich die Blick von Frau Dannheimer, der Azubine und mir. Als wir dann die Bahnen betreten konnten kam es zur Gruppenbildung und es ergab sich, dass ich mit Frau

Dannheimer und Mareike, so hieß die Auszubildende auf einer Bahn standen. Direkt fingen wir drei an uns ein Lächeln zu zuwerfen, die Luft glühte. Bei wechseln der Schuhe lies mich Frau Dannheimer ein Blick auf ihren Slip erhaschen, unter dem sich die pralle Spalte abzeichnete. Mareike nahm den Platz direkt neben mir ein, so dass ich durch die leicht geöffnete Bluse einen Blich auf ihre Brüste bekam, und meine Vermutung, dass sie ohne BH war bestätigte sich, sie zog sich die Bowlingschuhe an, dabei rutschte ihr Jeans-Mini soweit hoch, das ich ihren weißen knappen String erblicken konnte, der von ihren prallen Lippen umrahmt wurde. Jedes Mal wenn Frau Dannheimer an der Reihe war, beugte sie sich beim Aufstehen soweit über den Tisch, dass ich tief in ihr Dekolleté blicken konnte und ihre wohl geformten Brüste sah, die Kugel schmiss sie so, dass sie ihre Knie durch drückte und sich so weit nach vorne über beugte, dass man von hinten fast freie Sicht auf ihren Slip und die sich immer deutlicher abmalende Fotze bekam. Auch Mareike konnte jedes Mal diesen Anblick bewundern, und schob ihren Mini noch höher um sich ihre Fotze zu streicheln, meine Hose platzte fast. Dies ging dann eine ganz Zeit so, bis Frau Dannheimer dann jedes Mal beim Zurückkommen über meinen Schoß rutschte und mir meine Beule rieb. Sie meinte dann zu mir, ob wir nicht zum "Du" übergehen sollten, sie wäre Lilian. Lilian verschwand dann zwischen durch mal auf der Toilette, da rutschte Mareike dichter zu mir und ergriff meine Hand und führte Sie zwischen ihr Schenkel. Ich spürte wie geil Sie war, ihre Fotze triefte so vor Nässe, mein Finger flutsche in ihre Spalte und sie säuselte mir ins Ohr wie heiß sie sei. Als Lilian zurückkam, zog ich meinen Finger aus Mareikes Möse und hielt in ihr vor den Mund, sie leckte gering ihren geilen Mösensaft ab und machte meinen Finger sauber. Die Bowlingrunde gingen dann weiter, als Lilian an der Reihen war rutschte Sie wieder über meine Schoß verweilte kurz und ging zu Bahn, ihr Leder-Mini saß so knapp, dass ich bei ihrem Wurf direkt feststellen konnte, warum sie auf der Toilette war, denn nun konnte ich ihre geile nasse blanke Fotze sehen, der Saft lief ihr schon heraus. Zurück am Tisch rutschte sie vor mir her, ich griff ihr zwischen die Beine, meine Hand saugte sich an ihrer Fotze fest, ich rieb ihr die Spalte etwas und sie verdrehte ihre Auge vor Geilheit. Als ich die nächste Kugel werfen wollte, konnte ich kaum aufstehen, meine Hose spannte, da mein Schwanz völlig steif war, direkt nach dem Wurf in die Rinne ging ich Richtung Toilette und wollte meine Ficksahne erst mal abspritzen. Von mir unbemerkt folgte Lilian mir, am Urinbecken griff sie meinen Schwanz von hinten, und sagt mir: „Lass ich will deine Sahne jetzt hier". Ihre zweite Hand griff meine Hand und führte sie zu ihrer geil pochenden Spalte. Ich drehte mich um, griff mit meiner Hand ihr Bein, zog es etwas hoch, das ihre Spalte schön weit aufklaffend vor meinem steifen Schwanz stand. Ich drückte Lilian mit dem Rücken gegen die Wand und drang mit meinem Schanz tief in sie ein und fing an sie geil zu ficken. Sie um schlang mit ihren Beinen meine Hüfte und drückte ihren Oberkörper fest an mich, da sie ihre Bluse geöffnet hatte, konnte ich ihr geilen Brüste schön ablecken während ich sie immer heftiger fickte. Da wir beide durch die Spielereien auf der Bahn schon so in Stimmung waren, dauerte es auch nicht allzu lange bis wir beide zum Orgasmus kamen, ich spritzte ihr meine Ficksahne tief in die triefende Spalte ein. Nach dem geilen Erlebnis war unser beider Verlangen vorerst befriedigt, wir gingen etwas zeitversetzt zurück zur Bowlingbahn. Unsere Zeit auf der Bahn war dann auch schon fast vorbei, denn anschließend sollte es im Lokal nebenan dann noch ein gemeinsames Essen geben. Mareike, die von Lilian ein Zeichen bekam schaute recht gierig mich an und streichelte dabei über ihre Fotze, doch ich gab ihr, mit Blick zu Lilian, lass uns erst was essen zu Antwort. Im Lokal angekommen saßen wir wieder in ähnlicher Konstellation zusammen, und ich flirtete mit Lilian heftig über den Tisch, was auch Mareike bemerkte und sich ein Flirt-Dreier daraus entwickelte. Im laufenden Gespräch fragte Lilian mich dann, ob ich sie und Mareike nach der Feier nach Hause fahren könnte, denn sie hätten sich fahren lassen. Was Lilian während des Gespräches nicht bemerkt hatte, dass ich Mareike kräftig mit meinen Fingern am Verwöhnen war, soviel auch keinen auf, das Mareikes "Au jaaaa" nicht die Zustimmung zu der Frage von Lilian war, sondern der Ausstoß ihrer Freude über den gerade erlebten Orgasmus. Nun zu später Stunden brachen wir drei dann auf, um nach Hause zu fahren, die Beiden setzten sich auf die Rückbank meines Wagens, Lilian gab mir ihre Adresse. Während der Fahrt vernahm ich ein leises Geräusch im Rückspiegel konnte ich sehen, dass die Beleuchtung hinten an war. Ich verstellte meinen Rückspiegel um zu sehen was die Beiden treiben. Lilian saß mit weitgespreizten Beine auf der Rückbank, Mareike hockte im Fußraum und war Lilians Fotze scharf am lecken. Den Jeans-Mini hatte Mareike hochgezogen, so dass ich ihren geilen Arsch sehen konnte, meine rechte Hand griff zwischen den Sitzen hindurch an Mareikes triefende Fotze. Nun richtete ich meinen Blick immer auf den Fahrbahnrand um nach einer Möglichkeit zu anhalten zu schauen, die Beiden leckten sich währenddessen ihr Spalten so richtig heiß! Endlich einen Platz gefunden stieg ich zu den Beiden auf die Rücksitzbank, Lilian gab Mareike die

Anweisung meinen Schwanz auszupacken und ihn zu blasen, denn sie sei ja in der Ausbildung und müsse was lernen, während Mareike meine Schwanz blies bearbeite ich die Brüste von Lilian und steckte ihr dann meine Faust in die weitklaffende Spalte. Obwohl Mareike meinen Schwanz geil am blasen war, gab Lilian ihr die Anweisung aufzuhören und mal zu zusehen wie man das machen würde, nun fing Lilian sich meinen Schwanz ein und blies ihn. Mareike sichtlich angetan wollte das von Lilian gezeigt direkt in die Tat umsetzen und so bliesen die Beiden meine Schwanz im Wechsel bis ich Mareike den ersten Stoß meiner Ficksahne in den Rachen spritzte, als Lilian dies bemerkte tränkte sie Mareike zu Seite und sagt ihr, das die Ficksahne ihr zu stünden. Sie küsste Mareike und ließ sich den Schwall Ficksahne in ihren Mund schieben, danach saugt sie meinen Schwanz weiter bis ich ihre 3 weiteren Stöße meiner Sahne in den Rachen schoss. Lilian lehnte sich zurück spielte mit der Ficksahne in ihrem Mund und schluckte sie. Danach gab sie Mareike die Anweisung meinen Schwanz sauber zu lecken, denn ich müsse ja meine Hose wieder anziehen und so schmutzige könne man den Arbeitsplatz nicht hinterlassen. Danach setzten wir unsere Fahrt fort. Bei Lilian angekommen, fragte sie ob wir noch mit rein kommen wollten, ich fragte wo denn ihr Mann sei? Sie meinte nur der sei noch eine Woche auf Dienstreise, also entschieden wir noch mit zu gehen. Lilian holte eine Flasche Sekt und fragte ob wir nicht noch was in den Whirlpool wollte. Mareike sagte direkt ja, denn sie sei noch nie in einem gewesen, Lilian ging in das Dachgeschoß des Hauses um das Bad vorzubereiten. Während dessen schaute sich Mareike die DVD Sammlung von Lilian an, darunter auch einige Pornos. Zwischen zeitlich hatte Mareike ihren völlig nassen

String von mir unbemerkt auch abgelegt und streckte mir ihren Arsch einladen zu. Allein dieser Anblick ließ das Blut in meinen Schwanz fahren, so dass ich meine Hose öffnete und von hinten an Mareike heran trat, noch bevor sie mich bemerkte schob ich ihr meine Schwanz in ihre Arschfotze, vor lauter Geilheit säuselte sie ein leises ja mach weiter. Während ich Mareike in den Arsch fickte, kam Lilian auch wieder zu uns. Sie hatte sich einen Bademantel über geworfen, setzte sich auf die Couch und sah zu wie ich Mareike fickte. Nach einer Weile sagte sie kommt her, öffnete ihren Bademantel und gab Mareike den Befehl sie zu lecken. Während Mareike Lilian die Spalte ausleckte spritzte ich ihr meine Ficksahne ihre Arschfotze. Ich zog meinen verschmierten Schwanz heraus und gab Lilian die Anweisung ihn diese Mal sauber zu lecken, da Mareike ja mit ihrer Spalte beschäftigt war. Anschließend gingen wir Drei ins Bad, wo der Whirlpool hergerichtet war, Lilian hatte ein paar Kerzen aufgestellt noch eine Flasche Sekt besorgt und wir machten es uns gemütlich. Lilian gab Mareike die Anweisung, sie habe nun Feierabend und sich für ihre Dienste eine Belohnung verdient, sie solle sich zurück lehnen und sich verwöhnen lassen. Lilian streichelte Mareikes Brüste ganz zärtlich ich drang den Sekt aus Mareikes Bauchnabel. Mareike setzte sich dann auf den Rand des Whirlpool so dass ich ihre Spalte lecken konnte, erst jetzt bemerkte ich, dass sie ihre Scharmlippen mit einem Piercing geschmückt hatte. Auch Lilian wollte nun Mareikes Fotze mit ihrer Lippe verwöhnen und hockte sich im Vierfüßler Stand in den Whirlpool. Ich wendete mich nun Lilians Brüste zu begann sie zu kneten, sie rutschte mit ihren Schenkel etwas auseinander, so dass ich ihre Fotze von hintern lecken konnte. Ich verwöhnte sie mit meiner Zunge abwechselnd in die Spalte und ihre Arschfotze. Dies stimulierte Lilian so stark, dass ich mich anflehte, ihr meinen Schwanz in die Arschfotze zu rammen, sie habe das zwar noch nie gemacht aber wolle diese Erfahrung nun machen. Mareike rutsche unter Lilian hindurch wieder in die Wanne hinein, so dass ihre Beiden Körper aufeinander lagen und sie sich, während ich Lilians Arschfotze fickte, ihre Fotzen aneinander reiben. Mareike bat Lilian, dass sie dieses Mal meine Ficksahne, als Belohnung haben wolle, noch bevor Lilian ihr antworten konnte, kam Lilian zum Höhepunkt. Auch ich war kurz davor die Sahne abzuspritzen und zog meinen Schwanz aus der Arschfotze von Lilian und schob ihn Mareike in die Maulspalte. Sie fing direkt an zu saugen, so dass ich auch ihr die gewünschte Belohnung nicht lange verwehren konnte und ihr meine Ficksahne so tief in den Rachen spritzte, dass sie nur noch schlucken konnte. Erschöpft von diesem geilen Fick, blieben wir noch eine Weile im Whirlpool liegen und genießten den Sekt. Mareike und ich verließen dann Lilians Wohnung, und ich fuhr Mareike nach Hause. Ich war der Annahme, dass auch Mareike auf ihre Kosten gekommen sein, aber da hatte ich mich wohl getäuscht, denn kaum im Auto angekommen beugte sie sich über den Schaltknauf öffnete mir die Hose, holte meinen Schwanz raus und fing an ihn wieder zu blasen. Sie schaute mich mit einem ganz gierigen Blick an und ich hielt am Straßenrand an. Als mein Schwanz dann wieder steif war hörte sie auf zu blasen und sagt zu mir ich will in endlich in meinen Spalte spüren! Ich schob den Sitz zurück, sie ihren Jeans-Mini hoch und setzte sich auf meinen Schwanz. Ich dachte mir, endlich wird es wahr, du fickst eine gepiercte Fotze. Ihr Piercing rieb sich an meinem Schwanz und stimulierte mich nur noch mehr, ich weiß nicht wie lange wir dort am

Straßenrand standen, aber der Fick einer gepiercten Muschi war genial.

Das Tattoo

Na Bitteschön, jetzt haben Sie mein Tattoo gesehen jetzt will ich auch Ihres sehen. Die Azubine ziert sich und meint „Nein, aber, aber Herr Anwalt". Sie ist bildhübsch mit ihrer zarten Figur. Sehr schmal mit kleinen Brüsten. Ich schätze mal so auf 70 A mehr nicht. Aber sexy. Ich meine, na gut, dann ist es eine Dienstanweisung und zwinkere ihr zu. Nein, es ist, mhh an einer Stelle, sie stotterte herum. Ich meine, naja da! Und schaue ihr auf den Ausschnitt und ihre kleinen Brüste wird es schon nicht sein. Und wenn dann hätte ich schon mal den Ansatz gesehen. Sie meint: nein dort nicht und druckst rum...ich schaue an ihr herab...und auffällig zwischen ihre Beine. Sie Herr Anwalt, na da auch nicht. naja nicht so direkt.

Ich, naja dann ist ja gut. Isabelle, bitteschön ist doch nichts dabei, ist keiner mehr im Haus außer uns beiden und ich würde es gerne sehen. Sie na gut, aber keinem weitererzählen. Sie schiebt ihren dünnen Rock an ihren dünnen Hüften auf der rechten Seite herunter und zwar so weit, dass auch der dünne streifen ihres Strings mitrutscht. Sie bemerkt es und zeiht ihren Rock wieder ein Stück höher um ihn dann ohne den Stringband sinken zu lassen. Ich sage: nur Mut, ich möchte es sehen. Sie fährt mit ihrer Hand seitlich ihres Venushügels herab und ich bemerke, dass sie kein einziges Härchen an sich hat. Dann sehe ich das süße kleine Tattoo zwischen Oberschenkel und Venushügel gerade seitlich oberhalb ihres Scheidenansatzes.

Herrlich denke ich mir und schaue genauer hin. Ich kann durch den winzigen String der fast durchlässig ist ihre Schamlippen erahnen und bekomme ein leichtes ziehen in der Leistengegend. Ich meine sehr schön und rücke näher. Ich möchte es mir genauer anschauen. Isabelle meint: aber Chef. Ich erwidere, ich muss es doch genauestens inspizieren und frage, wer darf das denn eigentlich genauer begutachten, einen Freund haben sie doch nicht mehr. Nein schon lange nicht, aber der war sowieso... ich fasse ihren Oberschenkel und küsse sie auf das Tattoo. Sie weicht nicht zurück ein gutes Zeichen. Ich nehme meine Hand und umfasse ihre Hüften und rieche einen schönen süßlichen Duft, den Duft der jungen unschuldigen und heißen Teenager. Sie ist letzte Woche 18 geworden....

Ich streiche mit meiner Hand ihren Oberschenkel hoch und sie weicht immer noch nicht zurück. Meine Hand erreicht ihren Schoss und ich spüre durch die Hand ein kleines zittern in ihrer Lendengegend. Sie atmet schwerer und ich reibe ihre Schamlippen durch den Slip. Isabelle öffnet ein wenig die Beine und ich spüre wie warm es zwischen ihren Beinen ist. Ich meine, setz dich, ich will dir zeigen, was ein Chef dir alles bieten kann. Sie setzt sich auf meinen Schreibtisch und lässt sich bereitwillig den Slip von den Beinen ziehen. Ich sehe eine sehr, sehr schöne Vulva mit zarten kleinen Schamlippen und einem leicht hervorstehenden Kitzler. Sie lehnt sich zurück und ich küsse ihre Oberschenkel aufwärts und als ich ihren Schoss erreiche hebt sie leicht das Becken an um mich willkommen zu heißen. Ich lasse mich nicht lange bitten und gebe ihr einen zärtlichen Kuss auf ihre Scheide. Dann lecke ich sie von unten bis oben durch dir Ritze und spreizte mit meinen Fingern ihre Lustgrotte, ihr herrlicher junger Duft steigt in meine Nase und ich merke wie mein Schwanz seinen ersten Tropfen in die Hose verliert.

ich versenke meine Nase in ihrem Schoss und meine Zunge drückt ihr dabei gegen ihr Teenieloch. Ich strecke sie weiter aus und dringe leicht mit der Zunge in sie ein. Sie stöhnt leise auf und ich intensiviere mein Lecken. Sie meint, Chef nicht, lassen Sie. Ich meine, wirklich? Sie ja, bitte und ich lasse von ihr ab und schaue mir ihre erregierte und feuchte Vagina an. meine Hand kann nicht anders, als sie anzufassen und so dringe ich mit dem Zeigefinger in ihr Loch ein. Sie ist feucht aber es geht trotzdem nicht sofort, denn sie ist unheimlich eng. ich merke richtigen Widerstand. Da nimmt sie ihre Hand und legt sie auf meine und erhöht den Druck darauf, so dass ich weiter in sie eindringe. Ich meine: also willst du es doch, sie, bitte nein, aber hören sie nicht auf.... Ich schieße fast in die Hose ab und fingere die Kleine dabei richtig. ich schaue sie an wie sie vor mir halb auf dem Schreibtisch liegt und es genießt von meinem Finger befriedigt zu werden... sie ist verdammt hübsch und hat ihre tollen Augen geschlossen aber den Mund ein wenig geöffnet und einen Wahnsinns Blick jedes Mal wenn ich wieder ihr meinen Finger in ihr enges Löchlein bohre. Sie blinzelt dabei und verzieht leicht das Gesicht. Herrlich... ich beuge mich wieder runter und Küsse ihren Schoss und ihre lecke ihre kleinen aber blutvollen Schamlippen und knabbere dann am nun deutlich hervorstehenden Kitzler.

Ich lasse von ihr ab und sie meint leise, bitte Herr Anwalt. Ist es ein flehen nach mehr oder soll ich aufhören? Nein, keine Angst. Ich öffne meine Hose und hole meinen stark erigierten Penis heraus. und lasse meine Anzugshose zu den Knöcheln fallen. Ich stelle mich vor sie und reibe meinen Penis an ihren Schoss und meine ersten Lusttropfen verbinden sich mit dem Saft ihrer Scheide, der deutlich süßer war, als alles was ich in den letzten Jahren geschmeckt und gerochen habe. Wohl seit meiner frühen Jugend habe ich nicht mehr diesen Duft wahrnehmen dürfen. Sie hat immer noch die Augen geschlossen und muss aber spüren, dass das nicht mehr meine Finger sind, sondern mein harter Schwanz. Ich manövriere ihn zu ihrem Eingang und erhöhe leicht den Druck. Meine Eichel versinkt gerade in ihr, da öffnet sie die Augen, schaut mir fest in meine Augen. Ich stoppe und sie hebt wieder ihr Becken leicht an, ohne mich aus dem Blick zu verlieren.

Ich drücke ihr nun meinen Schwanz herein und sie lässt mich gewähren. Sie schaut mich immer noch an und mein Penis dringt immer weiter in ihren Engen Kanal ein. Millimeter für Millimeter und immer dabei von ihr im Blick. Als ich ganz in ihr stecke und einen letzter Ruck bestätigt, dass ich ganz in ihr bin, quittiert sie das mit einem leichten Stöhnen und einem leicht verschmerzten Gesichtsausdruck. Wir reden kein Wort, was aber auch nicht nötig ist. Ich beginne leicht sie zu stoßen und mein schon auf 180 angeschwollener Schwanz kann kaum noch verhindern gleich alles in sie zu ergießen. Aber ich nehme mich zusammen und stoße langsam aber bestimmt. Jeden Stoß erwidert sie mit einem Stöhnen und nunmehr irren Blick. Sie rollt ihre Augen und ihre Pupillen verschwinden für einen Bruchteil einer Sekunde.

Ich möchte ihre Brüste sehe und öffne ihre Bluse. vorsichtig schiebe ich ihren BH über ihre kleinen Brüste und bin fast versteinert vor diesem Anblick. Genau so habe ich sie mir vorgestellt. Kleine Brüste, mit schönen kleinen Brustwarzen, die aber deutlich abstehen. Ich werte es als Zeichen von Erregtheit. Ihre Brüste sind perfekt geformt. Rund und man könnte unter ihnen einen Bleistift festhalten lassen, so fest sind sie und liegen an. Wunderschön finde ich auch, dass die Nippel nach oben in Richtung Sonne zeigen und so kann ich nicht lange an mich lassen und muss sie berühren. Sie schaudert dabei, wie ich ihre kleinen Brustwarzen *anfasse. Ich höre auf sie zu stoßen und verharre in ihr. Nun beuge ich mich runter und küsse direkt auf die Spitze ihrer Brust. sie zittert und ich muss sie jetzt ablecken. Das tue ich und sie fordert wieder mehr Bewegung, in dem sie mein Becken an meines schiebt und ich bis zuletzt in sie eingedrungen bin. Sie tut immer noch nichts anderes als sich vögeln zu lassen, aber das ist gut so...*

ich stoße nun wieder heftiger zu und ihre Scheidenmuskulatur zwängt meinen Schwanz fast ein wie einen Schraubstock. Ich stöhne nun leise mit ihr im Takt und sie hat immer wieder den irren Blick und ihre Pupillen verschwinden immer öfters. Ich stoße und stoße und merke wie sich meine Hoden zusammenziehen, was ein sicheres Zeichen ist, gleich abzuspritzen. Sie schaut mich an und scheint es zu merken, sie drückt nun bei jedem Stoß ihren Schoß mir entgegen. Ich kann nicht mehr an mich halten. IN dem Moment, in dem es mir kommt, klammert sie sich plötzlich um meinen Hals und zieht sich an mir hoch, so dass ich sie in der Luft halte und nach 2 Stößen höre ich sie so stark keuchen und dann hält sie die Luft an und krallt sich fest an mir. Ihre Scheidenmuskulatur zieht sich so stark zusammen, dass ich auch nicht mehr anders kann und spritze tief in sie ab, einmal, zweimal, dreimal...sie hat ihre Fingernägel dabei in meinen Rücken gebohrt und ist am ganzen Körper angespannt. Ich stoße ein letztes Mal und ich merke wie sie zusammensinkt, nur noch von mir und meinem Schwanz getragen. Da merke ich auch schon, wie sich etwas Flüssigkeit aus ihrem Schoss an meinem Schwanz vorbei den Weg nach unten sucht. Es läuft an meinem Hoden entlang an ihrem Bein. Es riecht nun nach Schweiß, Sperma und ihrem Saft. Ein herrlicher Geruch.

Ich setze sie auf den Schreibtisch und sie schaut mir wieder mit diesem einzigartigen Blick in die Augen. Ich entziehe mich ihr und drehe mich um, ziehe meine Hose hoch und knöpfe sie zu. Ich sammle ihren String auf, während sie ihre Bluse zu knöpft. Sie zieht ihn nicht an, nimmt ihn in die Hand, schiebt ihren Rock zu Recht und verlässt das Büro wortlos. Ich öffne noch mal meine Hose und versuche mit einem Taschentuch diesen unvergleichlichen Duft einzufangen. Es gelingt mir und ich benetze ein Taschentuch mit diesem Duft. Auch mein ganzes Büro riecht noch nach purem Sex.

Plötzlich klopft es und ich wache auf. Soll ich alles nur geträumt haben? Herein. Unsere Azubine Isabelle tritt herein in dem kurzen Rock und ihrer Bluse. Zurückhaltend wie immer sagt sie, dass wir doch noch ein Ausbildergespräch führen wollten. Ich stehe auf und bemerke erst im Stehen, dass ich eine riesen Erregung habe. Sie schaut mich an, aber nicht ab stößig, sondern ganz lieb und ich bemerke einen Blick der mich starr anschaut und mich bis ich am Schreibtisch sitze verfolgt. Ich schaue ihren tollen Körper an und stelle mir vor... ich muss niesen und sie holt ein Taschentuch aus ihrer Rocktasche und reicht es mir. Dieses Taschentuch riecht so als hätte sie damit einen tollen süßen Duft aufgefangen. Ich sage, dass sie exzellente Bewertungen erhält und sie errötet leicht und ich meine zu sehen, dass sie die Augen leicht verdreht und ihre Pupillen für den Bruchteil einer Sekunde zu verschwinden scheinen.

Die Katze

Meinen Tag verbringe ich damit, in der Rezeption eines noblen Hotels zu stehen und mit Gästen zu reden. Ich erkläre ihnen, wo ihre Zimmer liegen, wo sie was erleben können oder was ihnen diese Stadt bietet.

Alles in allem, macht mir der Job sehr viel Spaß, denn man hat die Möglichkeit viele Menschen kennenzulernen. Außerdem passt es hervorragend zu meinem Hobby, aber dazu später mehr.

Mein Name tut hier nichts zur Sache, aber was ihr Wissen sollt, ist dass ich eine Frau von zweiundzwanzig Jahren bin und die Männer mir gerne zu Füßen liegen. Das mag zum einen daran liegen, dass ich nicht schlecht aussehe, aber eigentlich liegt es daran, dass sie bei mir nie bis ins Bett kommen und das hält sie bei der Stange.

Ob ich keinen Spaß am Sex habe? Nein, wirklich, das ist es nicht. Ich habe eben meine eigene Art mir meinen Spaß zu verschaffen... Ich begann meinen Arbeitstag heute wie gewöhnlich um acht Uhr morgens.

Der Tag heute verlief eigentlich wie jeder andere, bis zu diesem Augenblick. Ich tippe gerade am Computer die Daten neuer Gäste ein, als eine Stimme meine Aufmerksamkeit vom Bildschirm weglenkt und mich sein Blick wie ein Blitz trifft. Diese Augen, dunkelbraun, leichter Silberblick... ein Traum. Er ist ziemlich groß, trägt Designerklamotten und hat irgendwas Weltmännisches. Seine Stimme ist dunkel und be(un)ruhigend. "Guten Tag! Mein Name ist Lutger, Rolf Lutger. Meine Firma müsste für mich ein Zimmer reserviert haben." Ich knipse mein Lächeln an und lasse meine Finger über die Tasten huschen... "L...Lut...ger... ja, da haben wir es doch schon. Zimmer 405!" Während der Drucker das Anmeldeformular ausdruckt, greife ich nach dem Schlüssel. "Wie lange haben sie vor zu bleiben, Herr Lutger?"

Ich reiche ihm den Schlüssel. "Wahrscheinlich nur zwei Tage, aber wir werden sehen." Seine Hand greift nach dem Schlüssel und für einen Moment berühren sich unsere Hände.

Ein angenehmes Kribbeln durchflutet meinen Bauch. Ja, der wäre richtig. Ohne mir mehr Aufmerksamkeit zu schenken, unterschreibt er die Anmeldung, lächelt kurz und verschwindet über die Treppe. Sportlicher Typ denke ich noch so bei mir, als schon die nächsten Gäste meine Dienste in Anspruch nehmen wollen. Um fünf Uhr, heute mal pünktlich, kommt meine Arbeitskollegin, um mich abzuwechseln.

Ich habe alles erledigt, was ich mir nach der Begegnung mit diesem Lutger vorgenommen habe und rausche mit Vorfreude aus dem Hotel und nach Hause. Mein Körper freut sich über die warmen Strahlen der Dusche, die ich mir noch vor dem Essen gönne. Ein riesiges Frotteehandtuch empfängt mich, als ich die Dusche verlasse. Ich kuschle mich in das Handtuch, schalte im Wohnzimmer den Fernseher ein und mache mir mein Essen in der Küche. Der Lautsprecher trägt die Stimmen einer Talkshow an mein Ohr. Klatschen, Reden und Geklimper lösen sich ab.

Ich schlinge das Essen förmlich runter und werfe mich danach auf die Couch, wo ich erst einmal eine Runde schlafe. Gegen 22:00 Uhr weckt mich die Zeitschaltung meiner Anlage. Frisch erholt, strecke ich mich und begrüße die Nacht. Ich durchwühle meinen Kleiderschrank und hole das schwarze Kleid mit den Trägern und dem gewagten Ausschnitt aus der Versenkung, das sich so sagenhaft einfach ausziehen lässt. Ich ziehe mir meine teure, schwarze Unterwäsche an und umnebele mich mit meinem Lieblingsparfüm.

Mein Kleid schmiegt sich traumhaft an meine Rundungen an und betont sie auf eine Weise, die mir diese Anschaffung wert waren. Vor dem Spiegel schminke ich mir noch meinen Mund, bis er aussieht wie eine Frucht, der kein Mann widerstehen kann. Meine Haare sitzen. Ich bin bereit. Ein Blick auf die Uhr verrät mir, dass es 23:10 Uhr ist. Da es mir noch etwas zu früh erscheint, schalte ich erneut den Fernseher an. 24:00 Uhr. Ich schlüpfe in meinen Mantel, packe alles Nötige in meine Handtasche und ziehe die Tür hinter mir ins Schloss.

Draußen ist es kalt. Mein Atem verwandelt die Luft vor meinem Mund in einen englischen Nebel. Auch als ich meinen Wagen erreiche und mich hineinsetze, ändert sich daran nichts. Ich drehe die Heizung auf Maximum und höre wie die Klimaanlage mit ihrer Arbeit beginnt. Wenig später füllt sich der Innenraum mit einer wohligen Wärme, die es mir ermöglicht meinen Mantel für die Fahrt auszuziehen. Den Weg zum Hotel bringe ich hinter mich, ohne vielen Autos zu begegnen. Es ist mitten in der Woche und die Straßen sind so gut wie leer. Ich parke meinen Wagen in einer Seitenstraße des Hotels. Mein Weg führt mich zum Boteneingang, der direkt in den Versorgungsbereich führt. Meine Finger gleiten in meine Handtasche und zaubern den passenden Schlüssel hervor. Eine Drehung im Schloss und die Tür lässt sich mühelos öffnen. Auf Zehenspitzen gehe ich die Gänge entlang, die zu den Treppen führen. Die Notbeleuchtung spendet genügend Licht, damit ich nicht über irgendwas stolpere. Stufe für Stufe tragen mich meine Füße die Treppen zum vierten Stock hoch. Auf der Treppe, wie auch auf den Etagen brennt ein gedämpftes Licht.

Keine Person auf dem Gang. Ich steuere das Zimmer mit der Nummer 405 an und krame erneut in meiner

Tasche. Wieder haben meine Finger einen Schlüssel rausgefischt. Ich schaue vorsichtig nach, ob durch den Türspalt noch etwas Licht fällt. Dunkelheit. Mein Ohr an der Tür ermöglicht es mir, ein leises, regelmäßiges Luftholen zu hören. Er schläft. Ich nehme das gute Stück aus meiner Tasche, was mir schon so oft geholfen hat. Eine venezianische Karnevalsmaske, die mir mal ein Verehrer aus dem Urlaub mitgebracht hat. Sie trägt sich sehr angenehm und verändert das Gesicht ungemein. Sie ist mit Schmucksteinen besetzt und funkelt wie tausend Schätze. So getarnt, schließe ich leise die Tür auf und gleite in das Zimmer. Vorsichtig und leise schließe ich die Tür hinter mir. Auch im Dunkeln kenne ich unsere Zimmer sehr gut, denn ich habe mal einige Zeit als Zimmermädchen gearbeitet und dadurch Zugang zu jedem der Räume gehabt. Vorsichtig, den Möbeln ausweichend, steuere ich auf das Bett zu. Da liegt er. Atmet ruhig wie ein Baby, wenn der wüsste. Ich nehme einen Wattebausch aus meiner Tasche und tränke ihn mit etwas Chloroform. Er atmet die Dämpfe ein und der Takt seiner Atmung verlangsamt sich noch etwas. Mit Lederriemen binde ich seine Hände und Füße an das Bett, nachdem ich ihm den Schlafanzug ausgezogen habe.

Er scheint die Berührungen nur wie einen Traum wahrzunehmen, denn er murmelt etwas Unverständliches, wacht aber nicht auf. Ich befreie mich von meinem Mantel und streife die Schuhe ab. Aus seinem Bad hole ich einen Lappen, den ich mit kaltem Wasser getränkt habe und fahre damit langsam über seine Brust. Nach einigen Minuten dieser Behandlung wacht Herr Lutger auf und öffnet die Augen. Er scheint die Lage, in der er sich befindet noch nicht ganz richtig einordnen zu können und versucht seine Arme und Beine zu bewegen. Noch bevor er einen Ton sagen kann, halte ich ihm den Lappen vor den Mund und bringe ihn zum Schweigen. Seine Augen erkennen mich als Frau, doch das scheint ihn nur wenig zu beruhigen. Neben ihm sitzend beginne ich, in einem ruhigen Ton zu reden. "Bleiben Sie ganz ruhig, es wird Ihnen nichts geschehen. Wenn Sie versprechen ruhig zu bleiben, kann ich den Lappen wieder von ihrem Mund entfernen, wenn nicht... " Herr Lutger scheint verstanden zu haben, denn er nickt.

Ich löse meinen Druck langsam und entferne den Lappen schließlich ganz, lege ihn aber in greifbare Nähe, neben seinen Kopf. "Was wollen Sie von mir? Und wer sind Sie überhaupt?" Er schaut mich fragend an, so hilflos fragend. "Wer ich bin, ist egal. Was ich mit Ihnen vorhabe, werden Sie bald sehen." Ich streichle mit meiner Hand von seinem Gesicht, langsam, bis hinunter zu seinen Lenden. Dort berühre ich sein Glied, das noch leblos zwischen seinen Beinen liegt, sich aber schon mit Blut zu füllen beginnt, als ich es berühre. Ich fahre mit den Spitzen meiner Finger durch sein Haar und langsam wieder hinauf bis zu seinem Hals, den ich mit einer Hand leicht umschließe. "Ich will Dich! Heute Nacht wirst Du mir gehören." Dieser Satz mag für einen Mann im Allgemeinen nichts anderes hervorrufen als Freude. Diesem Gefesselten hier, schien er jedoch in diesem Moment eher wie eine Drohung. Ich erhebe mich von dem Bett wie von einem Altar.

Langsam wie in Zeitlupe, beginne ich mein Kleid über meinen Kopf zu streifen, wobei ich darauf achte, dass meine Maske nicht verrutscht. Sein Atem beschleunigt sich. Sein Phallus zeigt deutliche Anzeichen von Erregung. Wenn ich ihm gefalle, umso besser. Mit beiden Händen gleite ich über die Rundungen meines Körpers, genieße jede Berührung und vor allem die Hilflosigkeit dieses Mannes. Ich stelle meinen rechten

Fuß auf seinen Bauch und beginne damit mir den Strumpf abzurollen. Seine Augen werden immer größer. Seine Gedanken bleiben jedoch unergründlich, denn er sagt kein Wort. Ich wiederhole das Spiel mit meinem linken Bein und gleite mit meinem Strumpf über sein Gesicht und kitzle seine Nase damit. Danach gehe ich auf die andere Seite des Bettes und fahre mit meinen Fingern in meinen Slip. Ich fühle wie meine Finger, durch das Gewirr von Haaren, der feuchten Wärme meiner Öffnung immer näher kommen. Doch bevor ich das Ziel erreiche, beginne ich damit meinen Slip langsam runter zu streifen. Er gleitet über meine Knie und fällt zu Boden.

Rolf scheint immer noch davon überzeugt zu sein, dass er träumt, denn er macht keine Schwierigkeiten, ja bewegt sich fast gar nicht. Ich knie mich auf das Bett und setze mich breitbeinig auf seinen Bauch. Er schaut mir durch die Schlitze der Maske in meine Augen, versucht mich zu ergründen. Sein Glied ist inzwischen zu einem beachtlichen Dolch herangewachsen, der in diesem Moment leicht gegen meinen Rücken drückt. Ich küsse ihn sanft auf die Brust, seinen Hals. Dort beiße ich leicht in seine Seite und sauge etwas, was ihn offensichtlich erregt, denn er versucht sich unter mir zu bewegen. Ich fahre mit meinem Mund zu seinen Lippen und hauche ein "Pssst! Nicht bewegen!". Er gehorcht mir und beruhigt sich. Langsam lasse ich mich wieder etwas tiefer gleiten. Ich bin durch den Kontakt zu seinem Körper schon ziemlich erregt und will nicht die ganze Nacht warten. Ich hebe meinen Körper leicht an und halte seinen Einzigen mit der Hand in Position. Seine Eichel berührt meine Schamlippen. Ich kreise leicht mit seiner Spitze an meiner Haut entlang und setze mich dann auf ihn. Hart wie irgendwas und pulsierend dringt sein Glied in mich ein. Mein Körper umschließt den Fremdling wie einen alten Freund, umarmt ihn und schenkt ihm Wärme, denn er erwartet noch einiges von ihm. Immer tiefer, ohne zu stoppen, gleite ich auf ihn hinab. Da! Ein heftiger Stoß von ihm, treibt sein Rohr ein tiefes Stück in mich hinein. Ich ziehe heftig Luft durch meine leicht geöffneten Lippen. Und zeige ihm meine Krallen. Warnend hebe ich einen Zeigefinger, lasse ihn aber auch gleich wieder sinken, denn das Gefühl, seiner Männlichkeit breitet sich in mir aus, füllt mich aus. Ich beginne damit, meinen Körper zu heben und zu senken und stütze mich dabei auf seiner Brust ab, gleite durch seine Haare.

Meine Muschi saugt seinen Freudenspender in sich hinein und massiert ihn. Mein ganzer Körper, alle Sinne, scheinen sich nur noch auf diesen Übergang zwischen uns zu konzentrieren. Ich beginne mich zusätzlich mit meiner Hand zu streicheln und die Stellen zu berühren, die sonst wohl seine Hände massieren würden. Als ich merke, dass seine Erregung merklich zunimmt, stoppe ich kurz und gebe ihm die Möglichkeit sich etwas zu erholen. Ihm scheint das nicht so recht zu sein, denn er versucht sich in mich hinein zu rammen, doch mein ganzes Gewicht belastet sein Becken und hält ihn auf dem Bett. Wieder beginnt das Spiel von neuem und dieses Mal überfluten mich Wellen von Begierde, die es mir unmöglich machen, meine Bewegungen zu verlangsamen. Auch er atmet wieder sehr heftig und scheint gleich zu explodieren. Ich fahre mit meinem Finger über meine Klitoris und stimuliere mich zusätzlich. Mein Höhepunkt nähert sich und mein Körper zieht sich zusammen, um direkt darauf wieder zu explodieren. Weiter reite ich mit hoher Geschwindigkeit auf ihm und treibe ihn zum Wahnsinn. Als er seinen Kick bekommt und sich in mich entlädt stöhnt er auf und streckt mir seinen Unterleib entgegen.

Noch einige Male schlagen unsere Körper gegeneinander, bevor ich mich auf seine Brust sinken lasse.

Ich küsse seine Wange, seine Lippen und lasse meine Zunge zwischen sie gleiten. Er scheint erschöpft zu sein, was vielleicht auch noch eine Nachwirkung des Chloroforms seinen mag, denn er beantwortet meine Küsse nur schwach. Als ich meine Wange auf seine lege, fallen meine langen Haare auf sein Gesicht. In diesem Moment fassen seine Zähne meine Maske und reißen sie von mir weg. Gut das ich richtig reagiere und nicht hochfahre. Meine Haare behindern seine Sicht und meine Hände erreichen mit einem Schlag den Lichtschalter, um es zu löschen.

Er flucht einige milde Verwünschungen und ärgert sich ganz offensichtlich, dass sein Plan nicht geklappt hat. Ich greife mir meine Maske und setze sie erneut auf. Ich habe genug, denn durch den Schreck ist mir die Stimmung etwas vergangen. Ich schalte das Licht wieder ein. Er lächelt mich an und murmelt ein "Schade, vielleicht ein anderes Mal!" Ich greife zu der Flasche mit dem Chloroform und tränke erneut den Wattebausch, der wenig später seine Atemwege blockiert und ihn ins Traumland schickt. Als ich sicher bin das er betäubt ist, beginne ich damit mich anzuziehen, beseitige die Lederbänder und räume alles wieder so hin, wie ich es vorgefunden habe. Er liegt jetzt wieder, in seinem Anzug, und atmet wie nie geweckt. Ich öffne vorsichtig die Türe und schaue in den Gang hinaus. Niemand da. Wie ein Geist verlasse ich das Gebäude ungesehen.

Mein Wagen ist immer noch warm und bringt mich sicher zu mir nach Hause. Dort gönne ich mir erst einmal ein Glas Sekt, um die gelungene Operation zu feiern. In den Spiegel lächelnd, proste ich mir zu. Dann falle ich müde ins Bett. Morgen werde ich wieder früh *raus müssen. Am nächsten Tag auf der Arbeit begegnet mir Herr Lutger in der Halle. Er geht sichtbar langsam und mustert jede Frau, die an ihm vorbeigeht. Mich beachtet er nur kurz und raunt ein "Guten Morgen.", nachdem ich ihn gegrüßt habe. Puh! Er hat mich nicht erkannt. Beruhigt mache ich mich wieder an die Arbeit. Herr Lutger blieb noch drei Tage. Jedes Mal wenn er in die Halle kam, schien er irgendwas zu suchen.*

Meine Kollegen fragten sich auch schon und tuschelten über den merkwürdigen Typen. Ich lächelte nur und sagte jedes Mal, er ist ein Gast und der Gast ist König!

Vanessas Bistro

Einige Tage waren vergangen und ich hatte wenig Zeit, um bei Vanessa in dem Bistro vorbei zusehen, aber ich musste mir die Zeit nehmen, damit Vanessa nicht den Eindruck bekam, es ginge mir nur um die eine Nacht mit Ihr und natürlich wollte ich die Beziehung noch etwas vertiefen.

Samstag hatte ich keine Termine, so schlenderte ich gut ausgeruht in Vanessas Bistro, ohne feste Absichten nur einfach um "Hallo" zu sagen und nach zu sehen, wie es Vanessa ergangen war. Es war Nachmittag und die Fußball Bundesliga war im vollen Gange, auch hier in der Kneipe war Bundesliga Zeit, überrascht stellte ich fest, dass die kleine Kneipe gerammelt voll war und sich ein ganzer Haufen Fußball Anhänger um den Flachbildschirm versammelt hatten und Ihrer Mannschaft bei der Übertragung auf dem Fußballsender zusahen.

Nur mit Mühe fand ich einen Platz etwas abseits des Trubels, konnte aber noch relativ gut das Spiel ebenfalls verfolgen. Ich sah mich um, aber Vanessa, die Wirtin des Bistros, konnte ich nicht entdecken, statt dessen stand diesmal ein Wirt hinter der Theke, ein etwas fülliger, aber wohl netter Typ, der mich auch erblickte und auf mich zukam, um die Bestellung auf zunehmen.

Ich bestellte mein Bier bei Ihm und versuchte zu ergründen, wo Vanessa geblieben war, ich hoffte nicht, das Sie das Geschäft aufgegeben hatte und dies Ihr Nachfolger war und entschied mich Erst einmal abzuwarten und eventuell später nachzufragen.

Das Spiel war sehr interessant, leider verlor die Heimmannschaft in letzter Sekunde und die Stimmung nach dem Spiel war etwas bedrückt, so verließen auch viele Gäste kurz drauf das Bistro, nicht ohne einige Schnäpse gegen den Kummer zu sich zu nehmen.

Ich wechselte meinen Standort und ließ mich an der Theke nieder, denn ich wollte in Erfahrung bringen, was mit Vanessa geschehen war, ich brauchte nicht lange zu warten und bekam eine Antwort auf meine Frage, der Gast neben mir redete den Wirt an und fragte Ihn, was seine Vanessa denn heute macht und warum Sie nicht im Bistro ist.

Mir fiel es wie Schuppen von den Augen, dies war Vanessas Ehemann und er schmiss das Bistro, solange Vanessa nicht da war, nicht das es irgendetwas ändern würde, aber ich sah im Geiste das Ende dieser kurzen Beziehung und somit würde es wohl bei dieser einen Nacht, die ich mit Vanessa verbracht hatte, bleiben.

So war mein Frust groß und ich entschied mich nun meinerseits den Kummer herunter zu spülen und bestellte mir ein Southern Komfort auf Eis und zwar einen doppelten. Der Abend ging um und ich hatte sogar nette Gespräche mit den verbliebenen Gästen, wir redeten über Fußball, Politik und Arbeit und ich hatte dank der Drinks, Vanessa aus meinem Kopf verbannt. Ich wollte noch einen letzten Southern trinken und dann das Bistro verlassen und auch nie wieder betreten, ich dachte mir das, dies wohl besser ist.

Da öffnete sich die Tür und Vanessa stürmte in das Bistro, fröhlich in die Runde grüßend verschwand sie hinter der Theke, gab ihren Mann einen Kuss und übernahm nun ihrerseits wieder die Aufgaben des Wirtes. Ich hatte schon reichlich getrunken und war froh dass Sie mich nicht bemerkte, denn im Moment fiel mir das Reden etwas schwer. Ich hatte jedoch einen guten Sitzplatz an der Theke und konnte verstohlene Blicke auf Vanessa werfen und stellte fest, das Sie in Ihrem Outfit ausgesprochen gut aussah.

Sie trug eine hautenge weiße Lederhose, dazu eine schwarze, ebenfalls engsitzende Bluse, deren Knöpfe Sie viel zu weit aufgeknöpft hatte, man konnte ohne Probleme Ihren BH und Ihren Busen betrachten und wenn Sie sich bückte, um etwas aus den Kühlschränken unterhalb der Theke zu nehmen, spannte sich das Leder der Hose über Ihren Hintern und man konnte sich denken, dass Sie entweder gar kein Höschen trug oder nur einen winzigen Ministring.

Bei diesem Anblick konnte kein Mann ruhig sitzen bleiben und ich stellte fest, dass ich nicht der Einzige war, dem es so erging, denn auch die anderen Gäste rutschten nervös auf Ihren Hockern hin und her. Diese Frau weckte einfach Begehrlichkeiten in einem Mann und vor allem, wenn Sie Ihren einfach klasse Körper noch so in Szene setze, wie Vanessa dies im Moment gekonnt vorführte. Natürlich fragte ich mich, mit wie vielen von den Gästen Vanessa wohl schon geschlafen hatte, verwarf diesen Gedanken aber gleich wieder und schob es auf den Alkoholkonsum der letzten Stunden, der meine Gedanke ziemlich vernebelte und mich zu solchen Schlussfolgerungen kommen ließ, denn das war einzig und allein Vanessa Angelegenheit, ich konnte mich eigentlich glücklich schätzen, überhaupt mit dieser tollen Frau geschlafen zu haben.

Ich blieb natürlich nicht unentdeckt in meiner Ecke der Theke, Vanessa erspähte mich und kam auf mich zu, Sie raunte mir ein Hallo zu und fragte mich, ob ich noch einen Wunsch hätte, klar meinte ich stockend, aber erkannte sofort die Gefahr dieser Situation und fügte ein schönes Mineralwasser hinzu.

Vanessa warf mir einen bösen Blick zu und nickte unauffällig in Richtung Ihres Gatten, der an der Theke in Gespräche verwickelt war, aber immer einen Blick auf Vanessa und die Gäste gerichtet hatte, ich erkannte in Vanessas Geste eine Warnung, es nicht zu übertreiben und aufgrund meines Alkoholspiegels, Vorsicht walten zu lassen.

So verging die Zeit und es wurde spät, Vanessa schloss die Bistrotür ab und löschte das Licht im Eingangsbereich, um Außenstehenden zu vermitteln, dass das Bistro bereits geschlossen war.

Der Kreis an der Theke hatte sich gelichtet wir waren nur noch zu viert, Vanessas Mann hatte mittlerweile auch reichlich zugelangt, er war nicht mehr ganz nüchtern, ebenso wie der weitere Gast, ich hatte in den letzten Stunden nur noch Mineralwasser getrunken und war wieder klar im Kopf.

So konnte ich den Gesprächen der beiden folgen und auch ein wenig mit Vanessa flirten, was Ihr wohl ausgesprochen gut gefiel, denn Sie ging voll auf dieses Spiel ein und ich glaube Sie hatte Ihren Spaß daran.

Als Ihr Mann und der noch verbliebene Gast die Toiletten aufsuchten, nutzte Vanessa die Gelegenheit um dieses Spiel auf die Spitze zu treiben.

Sie kam blitzschnell um die Theke herum, setzte sich auf meinen Schoß und gab mir einen langen Kuss, ich nutzte die Gunst der Stunde legte meine Arme um Sie und begann Ihren Hintern über Ihrer weißen, eng anliegenden Lederhose zu streicheln, während unsere Zungen mit einander spielten.

Meine Hände streiften über Ihren Hintern und ich versuchte festzustellen, ob Sie wirklich keinen Slip trug, was ich aber nicht endgültig beantworten konnte, dazu hätte ich einen Knopf Ihrer Hose öffnen müssen, um hineinzugelangen, aber dazu war die Zeit zu knapp.

Die andere Hand fuhr unter Ihre Bluse, die nun locker über der Hose hang und berührten Ihren BH, schnell wanderte ich zu Ihrer Vorderseite und berührte erst die rechte und dann die linke Brust über Ihrem BH , nicht ohne an Ihren Nippeln zu zwirbeln, die sich sofort steil aufrichteten.

Ein Gurren kam über Ihre Lippen, aber leider mussten wir unser Spiel unterbrechen, da die Toilettenspülung zu hören war, wir trennten uns, Vanessa richtete Ihre Bluse und ging zu einem der Tische, um diesen abzuräumen, als sich auch schon die Toilettentür öffnete und Ihr Mann den Schankraum betrat, keine Sekunde zu spät dachte ich mir.

Ich presste mich näher an die Theke um meine Ausbuchtung in meiner Hose zu verbergen, denn dieses Spiel hatte mich gewaltig erregt und machte Lust auf mehr.

Vanessa war eine Perfektionistin im Durchführen solcher Spiele. Sie hatte in den folgenden Monaten, die wir heimlich zusammen waren, immer irgendwelche Ideen, um uns einige ungestörte Momente zu verschafften.

"Warte einen Moment ich habe da eine Idee, der Alte hat im Moment keine Lust irgendetwas für mich zu machen, ich werde dich bitten mir zu helfen, gehe darauf ein und wir bekommen einige Minuten gestohlene Zeit", flüsterte Sie mir im Vorbeigehen zu.

Ich konnte mir anfangs keinen Reim darauf machen, aber als Vanessa hinter der Theke fluchte und laut verkündete, " dieses Fass schon wieder leer" und Ihren Mann ansprach, "gehe doch mal eben ein neues Fass anschlagen bitte, dann brauche ich das nicht morgen zu machen", verstand ich was Sie gemeint hatte. Sie wusste, dass Ihr Mann keine Lust hatte und wollte Ihn davon überzeugen, dass ich diese Arbeiten, gemeinsam mit Ihr ausführen sollte.

Ihr Mann hatte tatsächlich keine Lust in den Keller zu gehen und antwortete, " wir trinken kein Bier, außerdem haben wir wichtige Sachen zu bereden, im Moment habe ich keine Lust ein neues Fass anzuschlagen, das würde viel zu langen aufhalten, es reicht auch wenn es morgen gemacht wird".

Mit einer gespielten Verzweiflung im Blick schaute Vanessa zu mir und sagte frech, "als halbwegs noch nüchterner Mann, kannst Du mir doch helfen , dieses verdammte Fass anzuschlagen, dazu brauchst Du nur mit mir in den Bierkeller zu kommen, alleine bekomme ich dieses Fass nicht herunter gehoben, den Rest kann ich Dir ja zeigen".

Ihre Stimmlage wechselte in ein Flehen und diesem Bitten würde niemand wiederstehen können, auch wenn es nicht um diese Ausrede gehen würde, hätte ich Ihr sicher geholfen, sämtliche Fässer dieser Welt an zu schließen.

Dazu kam, das Ihr Mann mir aufmunternd zu nickte und wohl bei sich dachte, das besser ich die Arbeit erledigen würde , dann hätte er mehr Zeit und Ruhe mit seinem Zechkumpan noch einen trinken.

Hintergedanken hatte er anscheinend keine und für diese Aufgabe würde er seine " Bewachung " von Vanessa gerne einige Zeit aufgeben, obwohl er mich nicht kannte und mich genau wie die meisten Gäste argwöhnisch beäugte, damit Sie seiner Frau nicht zu nahe kamen, gab er hier diese Vorgehensweise auf, wahrscheinlich gewann die Bequemlichkeit und der zunehmende Alkoholspiegel die Oberhand. Sie vernebelten, seine sonst so geschärften Sinne und ließen Ihn den Eindruck gewinnen, in mir einen Dummen gefunden zu haben, der Ihm die Arbeit abnahm und das diese Situation völlig ungefährlich war.

Welch ein Trugschluss dachte ich mir, wenn Du wüsstest, was Vanessa und ich wirklich im Schilde führen, wärest Du nicht so großzügig, aber umso besser für mich und ahnte schon voller Vorfreude, was gestohlene Zeit bedeuten sollte.

So folgte ich Vanessa durch den Hinterraum, den ich schon von einem anderen Abend kannte, durch eine weitere Tür in den Hausflur. Dort öffnete Vanessa mit einem Schlüssel die Kellertür, ließ mich eintreten und folgte mir, hinter sich verschloss Sie die Tür wieder, da Sie den einzigen Schlüssel besaß, konnte auch niemand anderes mehr den Keller betreten, gute Idee dachte ich so bei mir.

Etliche Stufen später befanden wir uns tief im Keller unter dem Haus und einige Gänge weiter erreichten wir eine weitere Tür, auf der Bierkeller stand, auch diese Tür öffnete Vanessa und wir betraten den Raum. Etliche Fässer befanden sich hier, eine Menge Schläuche und Apparaturen, hier wurden die Fässer mit den Schläuchen der Zapfanlage oben verbunden um das Bier nach oben, in die Zapfanlage zu pumpen.

Vanessa machte sich an den Schläuchen zu schaffen, schraubte einen von einem Fass ab und meinte, "so nun kommt kein Bier mehr oben an und wir haben etwas Zeit für uns", sprach es aus und gab mir einen Kuss.

Ich erwiderte diesen natürlich sofort und da wir nun vermeintlich ungestört waren, konnte ich da weitermachen wo wir vor einiger Zeit aufgehört hatten.

Meine Hand fuhr über Vanessas strammen Hintern, über der enganliegenden Lederhose, die andere Hand verirrte sich unter Vanessas Bluse und streifte an den Konturen des BH entlang. Ich spielte über dem BH mit Vanessas Brustwarzen, die sich steil aufrichteten und fuhr mit der Hand unter Ihren BH, ich berührte Ihre nackte Brust unter dem BH und umfasste Sie mit der ganzen Hand.

Gleichzeitig öffnete ich alle Knöpfe Ihrer Bluse, damit ich Ihre Brüste ohne lästiges herumnesteln unter Ihrer

Bluse, mit beiden Händen umfassen und diese ausgiebig verwöhnen konnte.

Immer wieder fuhr ich über Ihren BH, mal mit einem Finger unter dem BH, mal mit der Hand über Ihren Rücken, vergaß auch nicht Ihre Brustwarzen, die nun hart anschwollen.

Die andere Hand beschäftigte sich mit Ihrem Hintern, kneteten Ihre Pobacken und fuhren an Ihren Lenden entlang, ich öffnete den Knopf Ihrer Hose und zog den Reißverschluss mit einem Ruck herunter, von hinten konnte ich nun ungestört in Ihre Hose fahren und die nackten Pobacken berühren.

Da Vanessa nur einen knappen String trug, konnte ich beide Pobacken umfassen, ohne den Slip zur Seite schieben zu müssen und über Ihre nackte Haut fahren.

Mit einem Ruck zog ich Ihre Hose nach unten und betrachte Ihren Hintern, meine Finger fanden den Weg nach vorne, ich fuhr unter Ihren Slip an Ihrer Scheide entlang, ließ einen Finger in Ihre Vagina gleiten, die bereits feucht war, sie gab schmatzende Geräusche von sich, wenn ich den Finger wieder heraus zog, was unsere Geilheit noch mehr verstärkte.

Da die Zeit knapp war verzichtete Vanessa auf ein intensives Vorspiel, drehte sich um stützte sich an einem Regal ab und bot mir Ihr prachtvolles Hinterteil an, ich entledigte mich meiner Jeans, ließ diese auf die Füße herab sinken und stellte mich hinter Vanessa.

Ich befreite mein Glied von den Shorts und setzte es direkt an Vanessas Vagina an, in diesem Moment drückte mir Vanessa Ihren Po entgegen und mein Glied rutschte wie von selbst in Ihre Vagina, ich konnte im letzten Moment noch Ihre Pobacken greifen und mich ein wenig an Ihr abstützen , um nicht das Gleichgewicht zu verlieren.

Vanessa hatte pures Verlangen in sich und bestimmte die Geschwindigkeit meiner Stoßbewegungen, in dem Sie Ihren Hintern hin und her bewegte und mein Glied mal schnell und mal langsam in sich aufnahm. Ich griff von hinten an Ihre Brust zog den BH ein wenig nach unten, so dass ich Ihre nackten Brüste greifen konnte, während die andere Hand Ihre Pobacke fest umschlossen hielt und ab und zu darüber streichelte.

Vanessa bückte sich ein wenig mehr hinunter, so konnte ich noch tiefer in Sie eindringen und tat dies mit ganz langsamen Bewegungen, mein Glied fuhr tief in Sie ein und Vanessa wollte immer mehr, ich spürte den aufkommenden Orgasmus, wollte mich Ihm aber noch nicht hingeben und zog ruckartig mein Glied heraus, um Ihm ein wenig Entspannung zu bieten.

Vanessa kam hoch, ich küsste Sie auf Ihren Mund, ließ Ihr keine Möglichkeit der Meuterei und ließ meine Zunge in Ihrem Mund verschwinden. Sie erwiderte den Kuss und verstand wohl, warum ich einen Moment aussetzen musste und überließ mir die Initiative.

Ich nahm Ihre Brustwarzen in den Mund und saugend und schmatzend sog ich Sie ein, während ich mit der anderen Hand an Vanessas Scheide fingerte, was Vanessa natürlich geiler werden ließ , Sie beugte sich nach vorne und wollte erneut gefickt werden.

Da sich mein Freund wieder erholt hatte, konnte unser Sexspiel von neuen beginnen. Vanessa beugte sich sehr weit hinunter und streckte mir Ihren Hintern aufreizend entgegen. Ich fuhr mit der Penisspitze an Ihrer Po Ritze entlang, umkreiste Ihr Po Loch, fuhr ein wenig mit der Spitze hinein, meine Finger verteilten die Feuchtigkeit von Ihrer Scham, um und in Ihr Po Loch.

Wieder setzte ich mein Glied an, durch die Schmierung Ihres Po Lochs konnte ich schon ein wenig tiefer hineinrutschen, das Glied verschwand ein wenig tiefer in Ihrem Po Loch, Vanessa stöhnte auf, Sie wollte das Glied nun ganz in Ihrem Po spüren und trieb mich verbal an, es Ihr vollständig hinein zu stecken.

Vorsichtig schob ich das Glied weiter in Ihren engen Po hinein, um es nach einigen Sekunden ganz darin verschwinden zu lassen, ich zog es vor und zurück, Ihr Ausgang weitete sich immer weiter und umschloss das Glied vollkommen.

Vanessa war verdammt eng gebaut und es bereitete zunächst erst ein wenig Schmerzen, das Glied vor und zurück zuschieben, aber die Geilheit in uns wuchs, die Fickbewegungen wurden heftiger, während Vanessa leicht Ihren Po kreisen ließ, konnte ich mein Glied immer schneller in Ihr bewegen und die anfänglichen spitzen Schreie von Vanessa verwandelten sich in ein Stöhnen.

Das Gefühl war absolut wahnsinnig, ich hielt Vanessas Pobacken fest und rammte Ihr regelrecht mein Glied in den Po hinein, während Vanessa keuchte und stöhnte und irgendetwas murmelte, aber das konnte ich nicht verstehen, da ich zu sehr damit beschäftigt war Ihren Hintern zu bearbeiten.

Ich spürte abermals den aufkommenden Orgasmus und versuchte es noch einige Zeit zu verzögern, aber der Blick auf Vanessas Hintern, der sich nun immer schneller bewegte und auf mein Glied, das unablässig in Ihrem Po verschwand, ließen keinen Aufschub zu und so konnte ich im letzten Moment mein Glied heraus ziehen und spritzte Vanessa, die gesamte Ladung auf den Hintern.

Mit meinem Glied verteilte ich das Sperma in Vanessas Po Ritze und fuhr noch mal kurz in Vanessas, nun zuckendes Po Loch, was Vanessa abermals mit einen Gurren quittierte und mir damit andeutete, das Sie den Sex auch genossen hatte.

Total erschöpft nahmen wir uns in die Arme und küssten uns lang und innig, danach meinte Vanessa: "nun muss ich noch die ganze Sauerei von meinem Hintern wischen, du kleiner Schuft, hast mich total eingesaut".

Sie nahm ein Papiertuch aus dem Regal und reinigte notdürftig Ihren Po, zog Ihren Slip, samt Hose wieder hoch, richtete Ihren BH und Bluse und fuhr sich mit den Fingern durch das kurze Haar.

Nicht ganz zufrieden mit Ihrem Äußeren, sagte Sie: "so muss es gehen, schließlich haben wir einige Zeit hier arbeiten müssen, um den verdammten Anschluss an das neue Fass zu bekommen und sind ordentlich in Schweiß gekommen", Sie grinste frech und schloss die Schläuche, an ein neues Fass Bier an.

Wir machten uns auf den Rückweg, nicht ohne zwischendurch noch einige heiße Küsse auszutauschen, betraten das Bistro wieder durch den Hinterraum.

Ihr Mann hatte genug getrunken und meinte schon ziemlich lallend: „nun ist es Zeit zu schlafen, schließlich habe ich lang genug auf Euch gewartet, aber so ist das wenn man Frauen und Laien solche Arbeiten erledigen lässt".

Wütend verschwand er durch den Hinterraum ins Treppenhaus, ohne uns noch eines Blickes zu würdigen und ohne ein Wort des Abschiedes, die Wohnung von Vanessa musste weiter oben in den oberen Stockwerken, des Gebäudes liegen, wohin er sich nun schwankenden Schrittes verzog.

Vanessa bestellte noch ein Taxi für den weiteren Gast und wir konnten kurze Zeit später auch diesen in dem Taxi unterbringen und hatten das Bistro für uns allein, es wurde noch eine aufregende Nacht mit Vanessa.

Eine heiße Liebesnacht

"Hi!" Sie setzte sich mit ihrem bezaubernden Lächeln mir gegenüber. Ich (Tom) lernte sie letzte Woche in meiner Stammdisco kennen. Sie war zum ersten Mal dort und sie fiel mir nicht nur deshalb auf. Nein, sie war einfach bezaubernd. Sie tanzte mitten auf der Tanzfläche, trug zu ihren schwarzen hohen Stiefeln einen schwarzen Minirock und dazu ein passendes Top. Wie gebannt beobachtete ich sie ein paar Minuten, bewunderte ihre Wahnsinnsfigur. Doch dann zog es mich auch unweigerlich auf die Tanzfläche. Ich wollte sie kennen lernen. Tanzend näherte ich mich ihr, warf ihr ein paar Blicke zu und tatsächlich ging sie darauf ein und es schien, als wenn es nur noch außer uns beiden niemand mehr existieren würde. Nach ein paar Liedern setzten wir uns erschöpft an die Bar und ich bestellte uns etwas zu trinken. Sie stellte sich als Sandra vor und war zwei Jahre jünger als ich. Wir unterhielten uns eine Weile und tauschten schließlich unsere Telefonnummern aus. Doch mehr kam leider nicht zu Stande, denn sie musste schon gehen. Wir verabschiedeten uns mit einem Kuss, der mich den ganzen Abend an sie erinnerte.

Am nächsten Tag rief ich bei ihr an und wir verabredeten und für den nächsten Samstagabend in einem Restaurant.

Nun saß sie vor mir. Und wieder einmal sah sie fantastisch aus. Sie trug wieder ihre Stiefel, einen dunklen Minirock und eine weiße Bluse, die deutlich sehen ließ, dass sie darunter einen schwarzen BH trug.

Wir bestellten etwas zu essen und unterhielten uns über alles Mögliche. Dabei konnte ich es nicht lassen, ein paar Blicke auf die aufreizende Bluse zu werfen.

Plötzlich fiel ihr die Gabel vom Tisch und bedeutete mir mit einem süßen Lächeln, so nett zu sein und sie aufzuheben. Ich beugte mich also herunter und griff nach der Gabel. Dabei bemerkte ich, wie sie langsam ihre Beine spreizte und mir ihr schwarzer Stringtanga zum Vorschein kam. Ich beeilte mich nicht, die Gabel aufzuheben und genoss den Blick auf ihre Schenkel. Als ich wieder gerade am Tisch saß, bemerkte ich die Beule in meiner Hose. Den ganzen Abend über war es schwer, an etwas anderes zu denken und die Beule zu verstecken.

Als es an der Zeit zu gehen war, fragte mich Sandra, ob ich noch Lust hätte, mit zu ihr zu kommen. Sie wohne ganz in der Nähe. Ich ließ mir das natürlich nicht entgehen.

Wir gingen zu meinem Auto und fuhren los. Auf der Fahrt bemerkte ich, wie Sandra mich anlächelte, wieder langsam ihre Schenkel spreizte und der Minirock ein wenig nach oben rutschte. Schon wieder meldete sich mein kleiner Freund und ich konnte es nicht abwarten, endlich mit ihr ins Haus zu gehen. Als wir dort waren und Sandra die Tür aufschloss, streckte sie ihren süßen Po weit nach hinten und ich konnte nicht anders, als langsam darüber zu streichen. Sie drehte sich um und sah mich mit halb geöffnetem Mund an. Ihr Gesicht kam langsam immer näher und wir küssten uns. Zuerst langsam, dann wilder, hemmungsloser. Ohne dass sich unsere Lippen trennten drückten wir die Tür auf und gingen in die Wohnung.

Ohne Umschweife führte sie mich direkt in ihr Schlafzimmer und drückte mich langsam aufs Bett. Verwundert sah ich sie an, als sie wieder aufstand und sich vor mich stellte. Doch im nächsten Augenblick begann sie ihre Bluse aufzuknöpfen und ich hielt den Atem an.

Ganz langsam, jeder Knopf einzeln wurde geöffnet und mein schon längst steifer Schwanz fing heftig an zu pochen. Endlich hatte sie es geschafft, streifte die Bluse über ihre Schultern und hervor kam der schwarzer Spitzen-BH, der sich schon den ganzen Abend unter dem dünnen Stoff abzeichnete. Ihre Brüste waren schön rund und am liebsten wäre ich aufgesprungen um mich über sie herzumachen aber sie bedeutete mir, ruhig da sitzen zu bleiben.

Nun griff sie mit den Händen zu dem Reißverschluss ihres Minis. Doch nein, so einfach lief es auch dieses Mal nicht ab, denn sie drehte sich um, beugte sich langsam nach vorne und zog ihn sich aus. Mir wurde ganz heiß, als ich ihren knackigen Arsch sah, dessen knackige Backen durch die aufregende Form des Strings noch betont wurden. Sie drehte sich wieder um, sah mich an, stellte dann einen Stiefel genau zwischen meine Beine und bedeutete mir mit Blicken diesen zu öffnen.

Natürlich zögerte ich nicht, zog den Reißverschluss herunter und entfernte den Stiefel. Dann den anderen noch und sie stand nur noch in BH und String vor mir. Der Anblick machte mich wahnsinnig, aber ich versuchte so ruhig wie möglich da zu sitzen. Nun öffnete sie auch noch ihren BH und jetzt sah ich ihre wunderschönen Brüste. Ihre Nippel waren hart und sie strich sich langsam darüber, führte ihre Hände streichelnd tiefer zu ihrem String, aus dem sie sich dann verführerisch heraus schlängelte. Mein Schwanz presste sich nun schon hart gegen meine Jeans, als ich ihre glattrasierte, schon feuchte Muschi sah.

Langsam, zu langsam und mit aufreizendem Hüftschwung kam Sandra auf mich zu, schubste mich sanft aufs Bett und setzte sich auf meine Oberschenkel. Dann begann sie, mir mein Hemd auszuziehen. Ihre warmen Finger auf meinem Oberkörper verursachten einen kleinen Schauer und mein Puls raste wie verrückt, von den anderen Nebenwirkungen brauche ich wohl nichts zu sagen.

Ihre Augen glitten über meinen Oberkörper und sie rutschte ein bisschen tiefer, um sich auch sogleich an meiner Hose zu schaffen zu machen. Als sie diese dann mit einem anzüglichen Grinsen über meine Füße zog, sah sie meinen harten Ständer in der Boxershorts. Sie lächelte mich an und streichelte mich zärtlich mit ihrer warmen Hand meine Oberschenkel hinauf. Von unten glitten ihre Hände glitten von in die Shorts und als sie meinen Sack berührte, durchfuhr mich ein wohliges Zucken. Doch auch der Boxershorts sollte nicht lange an seinem Platz bleiben und ich lag nackt vor ihr.

Wir küssten uns wild und leidenschaftlich und Sandra fuhr mit ihren Fingern über meinen Oberkörper. Unsere Lippen lösten sich voneinander und schon spürte ich sie auf meiner Brust, spürte wie sie immer tiefer wanderten. Sie hatten meinen Bauchnabel erreicht, umkreisten diesen und gelangten schließlich an meinen harten Schwanz.

Ihre feuchte, warme Zunge glitt den Schaft hinauf und umkreiste meine Eichel. Ich schloss meine Augen und stöhnte leise. Dann nahm sie meinen Schwanz in ihren warmen, weichen Mund. Ihre Lippen schoben meine Vorhaut zurück und ich wand mich unter ihr. Das machte ich ein paar Mal und ich musste immer lauter stöhnen. Als ich kurz vorm Orgasmus stand, hörte sie auf.

Ich ergriff die Chance und machte mich nun über sie her. Zärtlich knabberte ich an ihren harten Nippeln und auch sie fing nun leise zu stöhnen an. Dann glitt ich tiefer und erreichte ihre feuchte Muschi, die sich nass vor mir wie eine Rose ausbreitete. Ihr Duft strömte mir entgegen und ich konnte nicht anders, als meine Zunge zwischen ihren nassen Spalt zu schieben. Ihr Körper bäumte sich kurz auf und ein etwas lauteres Stöhnen entfuhr ihr. Mit meinen Fingern spreizte ich ihre Schamlippen und ließ meine Zunge nun über ihre Liebesperle gleiten, die sich erregt aufrichtete. Das machte sie schier verrückt und ich genoss es, genoss es, sie immer weiter zu treiben. Ich saugte an ihrem Lustknopf und schob meine Zunge in ihre Liebeshöhle, was sie am ganzen Körper vibrieren ließ.

Als auch sie es nicht mehr aushielt, ließ ich von ihr ab, rutschte ganz dicht an ihrem warmen Körper wieder zu ihr nach oben und küsste sie wild. Ich spürte, wie sie ihre Beine noch weiter spreizte und sie anwinkelte. Auch mit meiner Zurückhaltung hatte es nun ein Ende, ich rückte mich zurecht, schob meinen mich wahnsinnig machenden Unterleib nach vorne und stieß meinen harten Schwanz in sie hinein.

Ein spitzer Aufschrei drang aus ihrem geöffneten Mund und dann stöhnte sie, genoss meine Fülle in ihrem sehnsüchtig wartenden Tal. Langsam fing ich an, mich in ihr zu bewegen. Dabei saugte ich an ihren Nippeln und sie krallte ihre Fingernägel in meinen Rücken. Dies veranlasste mich nur noch fester in sie zu stoßen und mich wilder zu bewegen. Meine Eier klatschten gegen ihren geilen Arsch und sie legte ihre Beine auf meinen Rücken, damit ich noch tiefer in sie stoßen konnte. Wir trieben es immer wilder und heftiger, bis sie schrie: "Ja ... oohhh jaaa ... ich komme!"

Ich gab nun alles, stieß immer wieder schnell und kräftig in sie hinein, bis wir beide einen heftigen Orgasmus erlebten. In großen Schüben spritze ich in ihr ab und ich spürte ihren feuchten Saft an meinen Eiern hinunterlaufen.

Nassgeschwitzt blieben wir nebeneinander liegen und streichelten uns in den Schlaf.

Doch die Nacht war noch lang...

Erwacht aus einem Traum

Irgendwie sitze ich seit Tagen hier auf Arbeit völlig geistig abwesend vor den Monitoren und habe nur einen Gedanken, was mit ihr ist, was los ist.....warum ich kaum noch was von ihr höre. War es so schlimm das ich meine Gedanken und Wünsche beim letzten Zusammentreffen geäußert habe als mal wieder alle Systeme ausfielen und sie auch in meinem Büro nach dem rechten schaute? Ich sagte ihr doch nur dass ich sie heiß und innig verehre und sie unbedingt meine Festplatte mal formatieren müsste....

Total vertieft in meine Träumen, an ihre großen festen Brüste, ihren makellosen Körper und an ihre geschickten Hände sitze ich völlig geistesabwesend da. Das letzte Mal, dass sie hier war, waren die Serverausfälle ganz einfach zu überbrücken und wir haben das auch genutzt. Allein wenn ich daran denke, beginnt mein Schwanz steif zu werden und ich lange mir in die Hose und streiche langsam am Schaft entlang. Hmm.. dieses Gefühl, wenn sie erst mit ihren Händen meinen Lustbringer verwöhnt hat, wenn dann die Zunge diese Arbeit übernommen hat, an meinen Bällchen weitergeknabbert hat, werde ich nicht so schnell vergessen. Umso schwer ist es für mich, nachzuvollziehen warum sie auf einen Schlag nichts mehr von sich hören lies.

Urplötzlich werde ich aus dem Traum gerissen, denn die Abteilungsleiterin steht räuspernd vor mir. Erschrocken schrecke ich reflexartig in die Höhe und spüre wie sich das Blut in meinem Gesicht staut. Sie muss mich wohl bereits einige Zeit beobachtet haben so wie sie mich anlächelt. Langsam kommt sie auf mich zu und küsst mich, um mich zu beruhigen, auf den Mund. Dann geht sie zur Tür und verschließt sie.

Ich ertappe mich dabei, wie ich sie beobachte, während sie die Türe verschließt. Und diese eindringlichen Blicke deuten mir, dass sie das auch spürt. Weit weg von meinen vorhergehenden Gedanken, schweifen meine Blicke und Gedanken über diesen makellosen Körper. In ihrem engen Figur betonenden kurzen Rock und den schwarzen halterlosen Strümpfen, die ich erblicke, als sie ganz rein zufällig ihre Mappe fallen lässt und lasziv mir ihren Po entgegenstreckt, sieht sie einfach berauschend aus.

Sie kommt wieder auf mich zu, legt die Mappe auf den Schreibtisch und schlendert elegant um den Tisch herum. Ich habe keine Zeit zum Nachdenken, was wohl gleich passieren wird als sich auch schon unsere Münder berühren und ich ihre Zunge an meinen Lippen spüre.

Instinktiv öffne ich den Mund und lasse ihre Zunge eindringen. Unsere Zungen begegnen sich und beginnen, die jeweils andere zu erkunden. Ich fange an Spielchen zu spielen und halte hin- und wieder ihre Zunge mit den Lippen fest bzw. hindere sie am Eindringen, wenn wir kurz abgelassen haben, um Luft zu holen.

Während wir uns immer weiter küssen streichle ich ihr die Wirbelsäule und zeichne jeden ihrer Wirbel mit den Fingern nach. Offenbar scheint es ihr zu gefallen, denn sich drückt sich enger an mich und beginnt, mit ihren Händen meinen Hintern zu massieren. Als ich mit den Fingern am Bund ihres Rockes ankomme, lässt sie kurz von mir ab, um den Knopf zu öffnen, damit meine Hände in ihren Rock eindringen können. Ich fahre weiter der Wirbelsäule nach; als ich weit genug unten bin, fange ich an, ihre Pobacken zu kneten und sie an mich zu drücken, worauf sie beginnt, ihren Unterkörper an mir zu reiben.

Nach einer kleinen Weile öffnet sie mir die Hose und schiebt sie herunter; mein Slip ist vorne schon feucht. Sie geht in die Knie und leckt den feuchten Fleck; dabei folgt sie immer der Beule, die sich ziemlich deutlich abzeichnet. Ich lasse in der Zwischenzeit meine Finger in der oben leicht geöffneten Bluse umherwandern und stelle fest, dass sie nichts mehr drunter hat - ihre Brustwarzen sind deutlich zu spüren und sie zuckt jedes Mal zusammen, wenn ich eine etwas zwicke. Als sie mir auch noch den Slip ausziehen will, stoße ich sie etwas zurück und setze sie auf den Tisch. Ich ziehe ihren Rock aus und sehe, dass sie wahnsinnig erotisch aussieht in ihren Halterlosen.

Ich ziehe noch ihr Höschen aus, das auch nicht mehr ganz trocken ist, spreize ihre Beine auseinander und knie vor sie. Als sie merkt, was ich vorhabe, legt sie mir ihre Beine auf die Schultern. Ihre kurzen Haare sind schon sehr feucht und ich kann schon von weitem spüren, wie heiß sie ist. Ich beginne ihre Lippen zu lecken; erst in großen Kreisen, dann in kleineren. In unregelmäßigen Abständen dringe ich mit der Zunge in sie ein. Bei jeder Berührung ihrer Klitoris stöhnt sie auf. Der Duft und die Hitze machen mich ganz verrückt. Plötzlich zuckt sie unter lautem Stöhnen zusammen und presst ihre Schenkel aneinander. Bisher hat keiner was gesagt, doch jetzt flüstert sie mir ins Ohr: 'Das war gut - jetzt will ich Dich ganz in mir spüren'. Das lasse ich mir natürlich nicht zweimal sagen. Während ich aus meiner Tasche ein Kondom nehme, schiebt sie meinen Slip runter, aus der mein voll erigierter Penis schon oben rausschaut. Sie beugt sich vor und nimmt meinen Schwanz in den Mund. Sie umspielt mit der Zunge die Eichel und leckt noch einmal am Schaft entlang. Dann nimmt sie mir das Kondom aus der Hand und streift es mir über. Ich werde von ihren tollen langen Beinen umklammert und an sie gezogen. Als ich in sie eindringe stöhnt sie wieder leicht auf.

Während ich sie geleckt hatte, hatte sie sich die Bluse ausgezogen und den Oberkörper auf ihre Arme gestützt; ihre schönen Brüste mit den harten Nippeln waren zu sehen. Während ich langsam meinen Luststab in sie eindringen lasse und ebenso langsam aber intensiv stoße, knete ich ihre Brüste. Mit der Zeit werde ich immer schneller; kurz bevor ich komme halte ich inne und ziehe sie an mich. Ich küsse sie und sie schiebt ihre Zunge auf meine. Nach wenigen Stößen spüre ich, wie sie wieder anfängt zu zucken; als sie mir auf die Zunge beißt, komme auch ich.

Wir bleiben noch eine Weile in dieser Stellung beieinander, bis wir dann voneinander ablassen. Sie hat jedoch nicht genug, sondern zieht mir das Kondom vom Schwanz und beginnt wieder, meinen Schwanz zu lutschen, der bei so einer Behandlung wieder ziemlich schnell steif wird. Als ich kurz davor bin, zu kommen, schiebe ich sie weg, drehe sie um und bedeute ihr, dass sie sich auf den Tisch beugen soll. Ich hole noch ein Kondom aus der Tasche und stülpe es mir über; anstelle jedoch in sie einzudringen beginne ich ihren Hintern und ihre in schönstem rosa leuchtende Muschi zu lecken, bis sie wieder leicht aufstöhnt; dann dringt ich fest in sie ein, worauf sie laut stöhnt. Mit harten Stößen bearbeite ich sie; ich halte immer wieder inne um die Rosette, die mir entgegenblickt zu lecken; währenddessen streicht ihre Hand zusammen mit meiner über ihre Lustspalte und ihren Kitzler. Als ihre Rosette feucht genug ist, dringe ich vorsichtig in diese ein.

Sie ist erst etwas überrascht, dass ich nicht dort weitermache, wo ich sie vorher gestoßen hatte, verdreht jedoch ziemlich bald die Augen und reibt sich mit den Händen ihre Spalte. Sie kommt unter lautem Schreien und ich halte inne, bis sie sich wieder etwas beruhigt hat, dann mache ich weiter, worauf sie gleich noch einen Orgasmus in Ekstase erlebt. Schließlich komme auch ich.

Langsam ziehen uns wieder an, sie gibt mir noch einen Kuss, schließt die Tür wieder auf und geht wieder an die Arbeit. Alsbald ich mich wieder gesammelt hatte und meine Kleidung in Ordnung gebracht hatte, setze ich mich wieder hinter die Monitore. Kaum ein Augenblick vergeht, als das Nachrichtenfenster des Netzwerks aufspringt und ich die Message immer und immer wieder lesen muss um zu verstehen was die Nachricht aussagt.

Weit weg von den Träumen an die Netzwerkerin lesen ich nochmals langsam die Letter der Nachricht.....

"Endlich mal ein Mann der versteht eine Frau zu beglücken... hast du heute Abend bereits etwas vor?".

Ein ganz normaler Freitag im Büro?

In ihrem modern eingerichteten Büro lehnte sich Jasmin über den Zeichentisch. Die junge Frau arbeitete noch an einem Dokument für einen neuen Auftrag und wollte fertig werden, bevor sie in zwei Stunden nach Hause fahren würde. Es war ein Freitagnachmittag und alle anderen Kollegen hatten für diese Woche schon Schluss gemacht.

Ihr knackiger runder Hintern war in einen ziemlich kurzen schwarzen Rock gezwängt. Sie trug eigentlich meist nur kurze Sachen, denn es war Sommer und warm draußen und Jasmin konnte es sich leisten, körperbetonte Kleidung zu tragen. Mit ihrem jungen, festen Mädchenkörper brauchte sie sich vor keinem

Modell zu verstecken. Angefangen von ihren Füßen, die mit durchscheinend-weiß lackierten Fußnägeln in einem Paar hochhackiger Riemchensandalen steckten, über ihre langen, sanft gebräunten rasierten Beine, ihre wohl geformten Hüften und den Pfirsichhintern, den sie einladend nach hinten streckte, während sie am Tisch arbeitete; ihre runden, vollen Brüste, deren Nippel sich sogar durch den BH in dem knappen weißen Oberteil, das sie trug abzeichneten, bis hin zu ihrem wunderbaren Gesicht: Ihre braunen Augen, ihr Stupsnäschen und ihr ungeschminkter Kussmund wurden von ihren langen dunklen Haaren eingerahmt und brachten die meisten Männer, die sie kannten, um den Verstand, selbst wenn sie wie heute ihre Haare streng zu einem dicken Zopf zusammen gebunden hatte.

Sie war ganz in ihre Arbeit versunken und hörte deshalb nicht, wie die Tür zu ihrem Büro geöffnet wurde.

Langsam schlich sich eine Person von hinten an sie heran und hielt dabei kurz inne um den unglaublichen Anblick zu genießen, der sich ihm bot. Der hübsche kleine Hintern, den Jasmin ihm da hinhielt, wackelte leicht hin und her als sie etwas auf ihrem Dokument weg radieren musste und wenn sie sich nur weit genug vorlehnte, dann konnte man fast die unteren Säume ihres kostbaren schwarzen Unterhöschens sehen, das sie unter dem Rock trug.

Plötzlich wurde Jasmin gleichzeitig an beiden Handgelenken gepackt. Der Fremde presste ihre Hände vor ihr auf den Tisch und stand ganz dicht hinter ihr, sodass sie sich nicht mehr bewegen konnte. Er hielt jetzt mit der linken Hand ihre beiden Handgelenke zusammen und griff mit der nun freien rechten Hand zwischen ihre Beine. Ehe Jasmin auch nur verstanden hatte, was passiert, machte es „Ratsch" und ihr Höschen fiel in Fetzen zu Boden.

Sie versuchte sich um zudrehen, aber als der Fremde das bemerkte, nahm er ihren Zopf in die Hand, zog daran und knurrte: „Hör zu, kleine Schlampe! Ab jetzt machst du nur noch, was ich dir sage, sonst bist du fällig, kapiert?!"

Ihre Kopfhaut schmerzte und sie brachte nur ein Wimmern als Antwort heraus. Plötzlich spürte sie etwas Warmes, Feuchtes am Eingang ihrer engen Muschi. Der Mann hinter ihr lehnte sich vor und flüsterte in ihr Ohr: „Jetzt wird gefickt, meine kleine junge Schlampe!"

Mit diesen Worten rammte er sein mächtiges, zum Glück noch nicht völlig erigiertes Glied mit einem Mal bis zum Anschlag in ihr strammes Vorderloch. Ein überraschtes Keuchen entfuhr ihren Lippen und ihre erschrockenen Augen weiteten sich. Der Unbekannte zog seinen mächtigen Schwanz fast wieder ganz aus ihr heraus und für einen kurzen Moment hoffte Jasmin, es sei vorbei - doch es hatte gerade erst angefangen. Er stieß wieder zu und wieder, seine Waffe war mittlerweile zu beängstigenden Maßen angeschwollen, langsam verfiel er in einen gleichmäßigeren Rhythmus. Jasmin war hilflos. - sie spürte immer wieder, wie der Fremde tief in sie eindrang und konnte nichts dagegen machen. Eine Träne ran aus ihrem einen Auge und lief ihre Wange hinab. Der Mann hinter ihr fickte sie immer härter und immer schneller. Während seine Eier gegen ihre zu fast schon Kirschkerngröße angeschwollene Klitoris klatschten, zog er an ihrem Zopf und keuchte ihr lustvoll ins Ohr: „Na, gefällt`s dir? Ich werde dich bumsen und keiner kann dir helfen... Oh ja, deine kleine nasse Jungmädchenfotze ist so schön eng. Du wurdest wohl noch nicht oft so richtig schön ran genommen, was?! Aber mach dir keine Sorgen, das erledige ich jetzt schon..."

Jasmin war geschockt. So etwas hatte keiner der Männer, mit denen sie bisher zusammen gewesen war, je zu ihr gesagt. Auf einmal realisierte sie, was gerade mit ihr passierte und sie jammerte leise: „Bitte, hören Sie auf. Ich mache alles, was Sie wollen, aber bitte hören Sie auf. Ich werde auch niemandem etwas sagen und ich werde auch nicht schreien."

Der Mann wurde langsamer in seinen Stoßbewegungen und Jasmin schöpfte neuen Mut als er seinen riesigen Penis aus ihr herauszog. Er ließ ihre Handgelenke los, packte sie an den Schultern und drehte sie ruckartig herum. Jetzt war ihr von den verlaufenen Tränen verschmiertes Gesicht nur noch wenige Zentimeter von seinem verschwitzten Gesicht entfernt und er sah ihr tief in die dunkelbraunen Augen. Ein hämisches Grinsen umspielte seine Lippen. „Du machst also alles, was ich will?!"

Sie schluckte und stammelte: „Bitte lassen Sie mich gehen. Dann können Sie alles haben was Sie wollen. Meinen Laptop, mein Geld..." „Ich will aber kein Geld", unterbrach er sie. „Was wollen Sie dann?" „Ich will, dass du ihn lutschst. Jetzt."

Jasmins Augen wurden glasig als sie verstand, was er meinte, aber sie hatte keine Wahl. Sie war ihm völlig ausgeliefert.

Sie sah ihm ängstlich in die Augen als er sie überlegen grinsend an beiden zarten Schultern fest anfasste und nach unten auf ihre Knie drückte. Sein Schwanz war immer noch fast völlig steif und glänzte von ihrem schleimigen wohlriechenden Mösensaft. Als sie zaghaft ihren Mund öffnete, nutzte der Fremde seine Gelegenheit, packte sie brutal am Hinterkopf und rammte ihr seinen Penis in den geöffneten Mund. Sie röchelte und ihre Augen begannen zu tränen. Sie fürchtete für einen Moment, sie könnte ersticken, doch da zog der Fremde seinen Schwanz wieder ein Stück zurück, sodass sie ein wenig atmen konnte.

Sie überlegte, ob er sie wohl gehen lassen würde, wenn er abgespritzt hatte, andererseits wusste sie nicht, was sie tun sollte. Sie hatte noch nie den Schwanz eines Mannes in ihrem Mund gehabt. Speichel ran aus ihrem Mundwinkel und der Einbrecher lächelte böse auf sie herab. „Mach dein Oberteil auf, Du kleine Schlampe!" befahl er.

Seinen Schwanz immer noch halb in ihrem Mund, befolgte sie seine Anweisung und knöpfte ihr Oberteil vorsichtig auf, sodass ihr schwarzer Spitzen-BH sichtbar wurde, in den sie ihre herrlichen Brüste schon den ganzen Tag über eingezwängt hatte. Gerade als sie ihr Oberteil ausziehen wollte, meinte er: „Halt! Jetzt hol deine Möpse raus!"

Als sie zögerte, schlug er ihr mit dem Handrücken der rechten Hand auf die Wange. Ihr Kopf wurde zur Seite geschleudert und sein Schwanz glitt aus ihrem Mund. Als sie ihren Kopf wieder zurück drehte, hatte der Mann schon seinen mächtigen Penis in der Hand und klatschte ihn ihr gegen die andere Wange. Speichel, erste Spermatröpfchen und Tränen wurden in ihrem Gesicht verschmiert als der Fickstängel aufschlug und es machte ein schmatzendes Geräusch.

Wutentbrannt blickte er sie an. "Hol deine verfickten Brüste jetzt endlich raus! Oder willst du hier aufmucken?" „Verzeihung", schluchzte sie, bitte schlagen Sie mich nicht mehr..." Damit nahm sie eine ihrer vollen Brüste in jede ihrer zierlichen Hände und bot sie ihm dar. "Na siehst du", meinte der Fremde, „geht doch. Mein Gott, hast du geile Mädchen Brüste! Und jetzt mach brav deinen Mund wieder auf!" Wieder musste sie seinen Riesenschwanz in ihren Mund nehmen und er packte sie roh am Hinterkopf, um ihren kleinen feuchten Mund brutal zu ficken. Seine Bewegungen wurden immer schneller und Jasmin wusste, dass der fremde Mann bald soweit war, abzuspritzen. Insgeheim hoffte sie, dass dann alles vorbei sein würde. Dann zog er seinen pochenden Penis aus ihrem Mund und kommandierte: „Und jetzt streck deine gierige Zunge raus, Schlampe!" Sie tat wie ihr geheißen und wenige Sekunden später schossen mehrere weiße Stränge warmen Spermas in ihr zartes Gesicht, in ihren offenen Mund und auf ihre bebenden vollen Brüste. Der Mann keuchte laut und schrie: „Jaaahh, Du geiles Stück. Wie gefällt dir das?"

Jasmin schluckte, sagte nichts. Sie hoffte bloß, dass nun alles vorbei wäre. „Steh auf", befahl ihr Peiniger, " und setz dich auf Deinen Schreibtisch!" Kalte Schauer liefen über Jasmins Rücken, aber sie befolgte den Befehl. „Und jetzt spreize deine Beine!!"

Sie tat es brav, nur um wenig später wieder seinen feuchten und immer noch prallen und steinharten Schwanz am Vordereingang ihrer nassen und so schön straffen Spalte zu spüren. Plötzlich fiel ihr etwas ein. „Bitte! Ich möchte nicht schwanger werden und..." - zu spät. Der Fremde hatte seinen harten Penis bereits mit einem kräftigen Stoß in ihrer nass schmatzenden knallengen Möse versenkt und verfiel umgehend wieder in einen heftigen Fickrhythmus. Er massierte und lutschte Jasmins Brüste während er sie immer härter fickte und sein Sack fest gegen ihren kleinen runden Arsch schlug. Schmatzende Geräusche von dem lüsternen rein- und raus in ihrer triefenden Lustspalte und vom aufeinander klatschenden Fleisch erfüllten das Büro, in dem sie vorhin noch an ihrer langweiligen Arbeit gearbeitet hatte.

„Ja, du geiles kleines Stück. Jetzt wirst du mal so richtig gerammelt, wie du`s verdient hast! Oh, diese enge Fotze und diese geilen Brüste. Mann, hab ich heute ein Glück und du auch, nicht wahr?!"

Das Schlimme war, dass es Jasmin inzwischen tatsächlich immer besser gefiel. Sie spürte, wie ihr Körper sie langsam an den Fremden verriet und ein unglaublicher Orgasmus in ihr Aufstieg. Auch der Mann merkte es und verhöhnte sie: „Jetzt sag schon, dass es dir gefällt und dass du willst, dass ich dich ficke, bis es dir kommt wie noch nie vorher in deinem Leben!"

Teilweise aus Angst und teilweise, weil er Recht hatte stöhnte Jasmin zwischen zwei von seinen so schön festen und wundervoll tiefen Stößen: „Ja, ich will es!"

„Was willst du, Schlampe? Sag es! Laut und deutlich..." lachte der Mann. „Bitte", sie wartete kurz und spürte wie ihr immer heißer wurde, „Bitte ficken Sie mich. Bitte ficken sie meine Muschi bis es mir kommt. Ficken Sie mich so hart, dass ich morgen nicht mehr sitzen kann! Ja! Geben Sie`s mir! Ich will es! Oh, ja. Bitte!"

Kaum hatte sie das gesagt, da begann ihr Unterkörper wie verrückt, zu zucken, ihre Vagina zog sich zuckend stramm um seinen Riesenprügel tief in ihr zusammen. Sie warf ihren Kopf in den Nacken. Ihr Zopf war inzwischen aufgegangen und ihre dunklen Haare wirbelten durch die Luft. Mit ihren Händen versuchte sie, sich irgendwo festzuhalten, aber sie fand keinen Halt. Stattdessen schleuderte sie alle möglichen Gegenstände von ihrem Schreibtisch und schlang ihre langen schlanken und muskulösen Beine um den Rücken des Unbekannten. Ein lustvolles "Oooooh jaaaaaa!" entwich ihren Lippen und sie fiel rückwärts mit dem Oberkörper auf ihren Schreibtisch.

Das brachte auch den Fremden über die Kante. Er fasste Jasmin mit beiden Händen an ihren zierlichen festen

Hüften, stieß ein letztes Mal fest zu und füllte mit einem lauten Aufstöhnen ihre warme Spalte mit seinem kochenden Sperma.

Für einen Moment lang war wieder völlige Stille in Jasmins Büro eingekehrt. Sie war rücklings halb liegend auf ihrem Schreibtisch zusammengebrochen und der Mann lag benommen auf ihrem wundervollen, schwitzenden, halbnackten Körper, das Gesicht zwischen ihren vollen festen Brüsten vergraben. Ihr Rock war bis zu den Hüften hochgekrempelt, die linke Sandale war von ihrem Fuß gefallen als sie sich verzweifelt an ihrem Peiniger festgekrallt hatte. Ihre weiße Bluse war offen und ihre riesigen Brüste hingen aus dem schwarzen Spitzen-BH, den sie so gerne trug. Das passende Höschen dazu lag zerrissen am Boden zusammen mit den diversen Schreibtisch-Utensilien, die Jasmin in völliger Ekstase herunter geschleudert hatte.

Als der Mann wieder zur Besinnung kam, zog er sein gewaltiges Glied, das inzwischen wieder erschlaffte, aus Jasmins Scheide. Eine klebrig-schleimige Masse aus Sperma und Mösensaft tropfte aus ihrer geschundenen Vagina auf den Teppich, der den Fußboden bedeckte. Sie blieb regungslos liegen. Ihre braunen Augen waren weit geöffnet und sie starrte an die Decke. In ihrem Gesicht waren Sperma, Speichel, Tränen und alles Mögliche verschmiert. Selbst in ihre braunen Haare, die zum Teil auf der anderen Tischseite herunterhingen, war etwas Sperma gespritzt. Ihre Knie waren weich und sie wagte es nicht, aufzustehen.

Der Mann schon. Er zog seine Boxershorts und Hose hoch, die in seinen Kniekehlen hingen, zog den Reißverschluss seiner Hose zu und prüfte, ob sein Hemd richtig saß. Dann blickte er ein letztes Mal auf sein Werk, lächelte und verließ den Raum.

Als der Mann die Tür hinter sich geschlossen hatte, war Jasmin wieder alleine in ihrem Büro. Sie dachte an das, was soeben passiert war.

Sie war von jemandem, dessen Namen sie nicht kannte wie ein Stück Fleisch benutzt worden. Benutzt, um seine Triebe zu befriedigen. Nein, das stimmte so nicht ganz, musste sie sich nun eingestehen - sie war gefickt worden wie eine Nutte und es hatte ihr letztendlich sogar gefallen. Sie setzte sich langsam wieder auf, lehnte sich auf ihre Ellenbogen und ließ ihren Blick durch den Raum gleiten. Ihre Augen blieben an einem der Stühle haften auf dem etwas hing. Ein Jackett um genau zu sein. Ihr Peiniger hatte etwas in ihrem Büro zurückgelassen.

Genau in dem Moment ging die Tür wieder auf. Der Mann, von dem sie eben noch so hart gefickt worden war und dessen Sperma noch aus ihrer hocherregten heißen Möse tropfte, kam hektisch in schwarzer Hose, weißem Hemd und Krawatte wieder in den Raum.

Er blickte verlegen zu ihr herüber, grinste und sagte: „`tschuldigung, ich hab mein Jackett vergessen."

„Idiot", entgegnete sie und grinste auch. „Und?", fragte er und griff nach seinem Jackett, „Nächsten Freitag wieder?"

Jasmin lächelte verführerisch und kicherte: „Bis nächsten Freitag." Dann verschwand er wieder.

Es war jetzt schon ihr drittes Treffen gewesen.

Nachdem sie sich über eine Internetannonce kennen gelernt hatten, in der Jasmin über ihre Fantasien, von einem Fremden hart rangenommen zu werden, geschrieben hatte, hatten sie und der Unbekannte sich regelmäßig Freitags in ihrem Büro getroffen, wo er sie immer wie eine Hure gefickt und benutzt hatte.

Und es wurde jedes Mal geiler. Wie wird dieser Freitag wohl verlaufen...

www.ingramcontent.com/pod-product-compliance
Lightning Source LLC
Chambersburg PA
CBHW070152290526
45789CB00002B/742